U0818792

本书获

国家重点研发计划课题（2019YFC1712500）

贵州省科技计划项目（黔科合后补助[2020]3003）

贵州省“十四五”中医药、民族医药重点建设学科项目（黔中医药函[2021]95号-6）

资　助

布依族医药

特色技法

张敬杰　刘志伟 / 主编

贵州科技出版社

图书在版编目（CIP）数据

布依族医药特色技法 / 张敬杰，刘志伟主编. -- 贵阳：贵州科技出版社，2022.12
ISBN 978-7-5532-1123-7

Ⅰ. ①布… Ⅱ. ①张… ②刘… Ⅲ. ①布依族—民族医学—中国 Ⅳ. ①R296.8

中国版本图书馆 CIP 数据核字（2022）第 158091 号

布依族医药特色技法

BUYIZU YIYAO TESE JIFA

出版发行	贵州科技出版社
地　　址	贵阳市观山湖区会展东路 SOHO 区 A 座（邮政编码：550081）
网　　址	http://www.gzstph.com
出 版 人	王立红
经　　销	全国各地新华书店
印　　刷	贵州新华印务有限责任公司
版　　次	2022 年 12 月第 1 版
印　　次	2022 年 12 月第 1 次
字　　数	220 千字
印　　张	12.5
开　　本	710 mm × 1000 mm　1/16
书　　号	ISBN 978-7-5532-1123-7
定　　价	68.00 元

《布依族医药特色技法》
编写委员会

主　审： 杨　柱　赵俊华　杜　江

主　编： 张敬杰　刘志伟

副主编： 孙庆文　陈　竹　杨玉涛

编　委：（按姓氏笔画为序）

王　乔　王　波　卢庆玲　刘志伟　刘梅玲　孙庆文
孙海鹏　杜　丽　杜汪洋　李　春　李艳静　杨见辉
杨玉涛　杨静玲　肖　苹　吴　敏　冷　丽　张敬杰
陈　竹　陈　娜　陈沥弘　陈紫林　陈新春　罗玉玲
罗晨煜　周晓茜　庞　平　钟明桃　夏　韵　倪　青
徐嘉励　高倩倩　曹　丰　曹正连　曹海花

序

布依族是我国西南部一个人口较多的少数民族，主要分布在贵州、云南、四川等省。据第七次全国人口普查数据，我国布依族总人口有 287 万余人，其中以贵州省的布依族人口最多，约占全国布依族人口的 97%，主要分布在贵州省的黔南布依族苗族自治州和黔西南布依族苗族自治州。

民族医药是我国传统医药体系的重要组成部分。在漫长的生活实践中，我国少数民族人民积极同疾病抗争，充分利用当地丰富的自然资源，摸索出了一批具有很好治疗效果的药方，并在这基础之上总结、形成富有本民族特色、疗效确切的诊疗技术。布依族医药技法主要依靠口传心授的方式代代相传，由于历史变迁等原因，当今存在“名医名师消逝、民方民药散佚、医术医技失传”等问题，挖掘和抢救宝贵的民族医药文化遗产已刻不容缓。

本书主要依托国家重点研发计划课题（2019YFC1712500）、贵州省科技计划项目（黔科合后补助［2020］3003）及贵州省“十四五”中医药、民族医药重点建设学科项目（黔中医药函［2021］95 号–6）等项目成果编写而成，旨在传承布依族医药特色技法。课题组在民族医药专家的带领下，深入拜访贵州省内的布依族医药工作者，开展座谈，虚心请教，认真记录，集结成册。本书共精选收录了32种特色诊疗技法及50味布依族常用药。课题组将部分技法结合现代研究方法进一步论证，如研究表明：布依医爆灯火疗法能有效减少小儿腹泻大便次数增多、改善粪质稀薄等情况，其方法简便，安全可靠，已推广应用至毕节市、黔南布依族苗族自治州等多家医疗单位，均取得良好效果。药物方面精选了50味布依族常用药，详细介绍了各味药的布依族药名、俗名、来源、植物形态、生境与分布、入药部位、采集加工、性味、功效、用药经验及使用注意等内容。为了帮助读者更好地记忆和理解药物特性，我们还编写了简易歌诀及相关注释，并收集了各类药物的现代研究进展情况。

此书的编写与出版，得到了杨柱教授、赵俊华教授、杜江教授的大力支持和帮助，得到了潘炉台教授全程的指导和关心，在此表达衷心的感谢！

本书出版，可以为布依族医药研究工作者提供参考，不足之处敬请各位读者批评指正。

《布依族医药特色技法》编写委员会

2022年3月

概述

布依族是中国西南一个人口较多的少数民族。布依族拥有自己独特的、传统的民族文化和民族医药。

布依族医药源远流长，它来自布依族劳动人民的生活实践，是布依族人民长期与疾病作斗争的经验总结和智慧结晶，有着悠久的历史与丰富的内容，不仅在历史上对保障人民的健康发挥过重要作用，即使是在现代医学、中医、中西医结合发达昌盛的今天，也仍以其简便实用、疗效好、费用低等特点而得到人们的认可。布依族医药中有许多独特的诊疗技术，在接骨、治疗外伤与蛇伤等方面更是享有盛名，对常见病、地方性疾病的治疗也发挥良好效果。历史上虽然没有发现布依族自己的医药专著，但在民间有很多关于布依族医药治病救人的传记和案例，因此，布依族医药至今仍是布依族人民防病治病的重要手段之一，在布依族人民中享有崇高声誉。

布依族医药没有较为完整的民族医药理论体系，其发展主要经历了由“巫”到医的过程，为经验医学，现代医学文献有《布依族医药》等专著。布依医（布依族医药理论及布依族医生的统称，全书同）重医技，对医理的研究较为简略。布依医尤擅外治骨伤等疾患，用药多单方或小复方，药材喜鲜用。药物资源约1000种，常用药约200种，代表药物有石斛、岩豇豆、虎杖、半边莲、接骨木、枇杷花等。布依族没有专门的民族医药机构，布依医不能像传统中医一样聚集众多人才进行医药研究工作，故也不能进行更加细致的分工。因此，布依族医药具有医药一家、医护一体、防治结合的特点。因各地药源种类不同，各个医生用药情况也不尽一样，布依医只能自己诊断辨病，自己采集、炮制用药，形成医既通医理又熟练掌握药物采集、炮制乃至种植的特点。他们医药两兼，既是医师，又是药师。不会采用现代医学的医药临床应用和研究各司其职的分工模式。布依医中没有专门的护理人员，对于急性、重症患者一般由医生亲自观察护理，对于普通轻症、慢性疾病患者则指导其家属护理，医生定期巡诊检查，调整治疗方案。布依医也很重视预防工作，如对传染病患者采取家庭隔离、禁吃病死牲畜等措施。布依族过端午节还有向房前屋后洒“雄黄酒”的习俗，据说可以驱虫除害、防病于未然。

布依医诊断疾病的方法较多，主要有问诊、望诊、切诊、摸诊，另外部分地区还有滚蛋诊、吹米诊、擦药水诊等诊法。①问诊：首先要问清病因，然后问发病的时间，患病部位，大小便情况以及病情的变化等以了解病人的整体情况。②望诊：望病人的体态，望病人的面色，望病人的舌苔，望病人的指甲（对小儿患者还要望指纹颜色来诊断寒热、轻重及有无疮积），望眼睑，望口唇的颜色等。③切诊：又曰诊脉。有的布依医认为人有经气脉，这类脉在体内自然存在，互相不能碰撞，若碰撞就表示体内有病。经气脉能随血液运动在人体内循环。脉分三步脉及五步脉。切脉部位有：手腕部、手肘背部、足背部，常用的部位是手腕部。有的布依医切脉时不需病人主诉，仅凭脉象判断病情。若脉象呈细、沉、弱状态，则属寒性病，反之脉象呈洪、大、滑状态，则属热性病。④摸诊：摸诊的部位主要有手心、手背、额部及病灶所在部位。若病人的手及额热烫，属急性病；反之，手冷、凉，属慢性病。⑤滚蛋诊：其法是将一个鲜鸡蛋对准病人的口，令病人吹三口气，再用诊蛋滚全身，隔3日后煮熟，剥去蛋壳及蛋白，若蛋黄中出现隐隐红色，表示患者热重病危；遇风后尽黑色，表示病更重。⑥吹米诊：其法是盛一碗米，令病人对着米吹三口气，若立着的米多，则表示患者病轻、寿长；若卧着的米多，则表示患者病重难治。⑦擦药水诊：此诊法多用于跌打损伤的患者。其法是医师用自制的药水擦在患者的伤痛处，若痛处出现红色或乌黑的斑点，则表示该部位为病灶，斑点颜色的不同可表示伤痛的轻重程度。

现代布依医对人体疾病的分类和命名既有传统的方法，又有部分结合现代医学的方法。传统的分类命名法是将人体疾病归纳为一百零八症、七十二惊风、六疔、六癞。具体每个症的名称、症状及治法一般讲述不甚完全，多数布依医只能讲清楚几个症及治法。如“六疔”：分飞疔、乌疔、天门疔、脉门疔、地门疔等。“六癞”：有串皮痛、走油痛、巴骨痛、锁喉痛等。还有各种痞症（如热痞、冷痧、羊毛痧、舌痞、绞肠痞等），中医常用的不少症名布依医也常用。较年轻的布依医在诊断时常使用现代医学病名，如胃炎、肠炎、肝炎、胆囊炎、痢疾、肺结核等。

布依医治疗疾病的方法在临床上分为内治与外治。内治法多采用民间单、验方，以草药煎水、泡酒或炖肉内服；外治法常用的有以草药捣烂外敷、磨汁外搽以及用针灸、拔罐、针挑、刮痧、打火针、放血、爆灯火、推拿、按摩、割脂、结扎等方法。有少数布依医也在采用布依族传统诊疗方法治疗疾病的同时，结合现代医学手段达到治疗的目的。

目录

技法篇

药物篇

技法篇

1. 推拿疗法

【方法简述】

推拿，为一种非药物的自然疗法、物理疗法。通常是指医生运用自己的双手作用于病患的体表，比如受伤的部位、不适的所在、特定的部位或疼痛的地方，通过运用推、拿、按、摩、揉、捏、点、拍等形式多样的手法和不同的力道，以期达到疏通经络、推行气血、扶伤止痛、驱邪扶正、调和阴阳、延长寿命等效果，从而治疗疾病的一种特色疗法。

【治病原理】

《黄帝内经》云："经络不通；病生于不仁，治之以按摩"，说明按摩有疏通经络的作用。如按揉足三里、推脾经可增加消化液的分泌等。从现代医学角度来看，按摩主要是通过刺激末梢神经，促进血液、淋巴循环及组织间的代谢过程，以协调各组织、器官间的功能，提高新陈代谢水平。

在少数民族医疗技法中推拿主要用于治疗儿科疾病。通过对选定部位的推拿达到疏通气血、扶持人体生灵能，排除毒素以治疗疾病的目的。

布依医认为，由于小儿年幼，发育不全，言语又难以表达，所以诊病以察看指掌为主。观察小儿形体、面色、食指外侧、虎口、鱼际等处脉纹的形状和颜色变化来诊断疾病（详见望诊项下），再行治疗。

当然医生除用此法治疗儿科疾病以外，还用于治疗成人的风湿病、软组织炎症等疾病。

【操作方法】

操作前准备具有润滑作用的液体作为推拿介质，例如把姜、葱放入油中稍稍加热后即可用手蘸此油进行推拿。根据病情在选定的部位施加不同的力道、技巧以达到恢复或改善人体机能、促进病情康复的目的。布依医认为人的健康有赖于人体内精、气、血顺从于脉中流动，循环往复、自然相存、互不相碰而维系的，如果发生碰撞绞结就会导致疾病发生，比如跌打碰撞、饮食不调或服食药物不当、不适应气候环境的变化都会导致精、气、血的碰撞。因此推拿的目的就是让已经受到阻碍的精、气、血恢复流动循环。比如贵州阴雨气候较多，空气潮湿，易使人出现寒湿症状，就通过“推三关”“揉外关”等温通的推拿手法祛除寒症。再比如小儿积食，就可通过民间所说的“抹肚子”消积导滞，从而使精、气、血恢复运转。布依医是通过口传心授代代相传的，缺乏系统性，其推拿手法比较直观、简单、易操作，就在气血瘀滞的地方进行施术。就拿刚刚所说的“抹肚子”，就是只在患儿的腹部操作，不像现在已有成熟理论技法的推拿流派可以在人体不同的部位综合施术治疗。但也因其简单直接，往往也能达到令人满意的效果，并且容易上手，很适合初学者使用。

布依医推拿手法可概括为推、揉、拿、按、摩、运、搓、摇、掐、捏、拍、擦等现介绍如下：

（1）推，即以拇指、食中二指、掌面或掌根在穴位上做有去无回的单向直线推动。分直推、旋推、分推三种形式，具有通关开窍，疏通筋脉，排出宿邪，调节内体等作用。

（2）揉，即以指端、掌根或鱼际等处，紧贴住施术部位进行固定旋转运动，使其附近的皮、肉、筋、脉转动。具有通气散血，消肿止痛的功效。

（3）拿，即以拇指和其余手指，相对用力，连续一松一紧地提拿施术部位的肌肉、筋腱、皮下组织和皮肤。具有祛风止痛，疏通经脉，缓解痉挛的功效。

（4）按，即以指尖或螺纹面直接在穴位上垂直施加压力，具有止痛、止呕、止泻、止咳等功能。与揉法相同的是吸附住施术部位，不同的是按法是按之不动，而揉法需要转动。

（5）摩，即以食、中、无名指指面或大鱼际肌腹或手掌面，着力于一定治疗部位，通过肩关节在前外方向的小幅度环转，使着力面在治疗部位做有节奏的环形平移摩擦的手法。摩法具有退气散壅，缓解疼痛之效。

（6）运，即以指端接触皮肤，循穴位方向作一定方向转圈回环摩动或作弧线运行。具有化郁调整，祛毒气的作用。

（7）搓，即以拇、食指的指面或双掌的掌面，夹住一定部位，双手交替或同时相对用力作相反方向的来回快速搓揉，并同时做上下往返移动。起到疏通筋脉，舒关节，消食积滞的功效。

（8）摇，即以两手扶住穴位的两端，作前后、左右、上下摇摆的活动。具有活动关节的功效。

（9）掐，即以拇指指甲直刺穴位。是相对刺激较大的手法，有“以掐代针”之意，具有激发人体机能，开窍醒神，止痛止惊等方面的作用。

（10）捏，即以手呈半握拳状，用拇指和食、中两指相对，挟提皮肤，双手交替捻动，向前推进。具有激发人体机能，促进体内功能协调的作用。

（11）拍，即以拇指腹或手掌腹面着力，五指自然并拢，掌指关节微屈，使掌心空虚，然后以虚掌作节律地拍击治疗部位。具有行气活血，舒经通络，祛瘀散痰的功效。

（12）擦，即以手掌紧贴皮肤，稍用力下压并作上下向或左右向直线往返摩擦，使之产生一定的热量。具有健脾和胃，温阳益气，温肾壮阳，祛风活血，消瘀止痛的功效。

【主治疾病】

儿科常见疾病如消化系统、呼吸系统疾病大多可通过推拿疗法来进行治疗。

【注意事项】

（1）饭后 30 分钟，空腹或劳累后，均不宜进行推拿。

（2）应寻求患者积极配合，并根据患者反应及病情变换手法，适当掌握强度，防止擦伤。患者配合不积极时手法要轻缓，故在少数民族中就有“推错一手三天死，掐错一爪七天亡”之说。

（3）室内空气要流畅，温度要适宜，冬季注意保暖。

【相关介绍】

小儿腹胀的推拿操作：

（1）病人取仰卧位，医生以掌面摩法，沿升结肠、横结肠、降结肠顺序推摩 10 分钟，再在脐部旁 2～4 寸（1 寸≈3.33 cm，全书同）处四周（东南西北）运用拿法刺激皮下组织各 2 分钟。

（2）医生用捏法自患儿长强穴提捏起皮肤，双手拇、食指交替向前推捏皮肤至大椎穴。推至肾俞、胃俞、脾俞处时，分别稍加用力，迅速上提皮肤，使椎节发出响声。再自下而上推运一遍，即自长强穴向大椎穴用掌或指揉法，轻揉一遍，共推 3～6 次。

2. 捏筋疗法

【方法简述】

医生依据病情运用双手对患者特定部位的大筋进行不同程度的捏揉，从而达到治疗疾病的目的，是布依族的一种外治疗法。

【治病原理】

本法主要是通过各种手法捏揉有关部位大筋、皮下筋膜和皮肉达到疏通筋脉、缓和拘急、刺激局部、促进血液循环以起到治疗疾病的作用。

【操作方法】

捏筋法包括捏推法和捏揉法。

捏推法：医生用双手手指提捏筋膜、皮肉向前推动。其手法有两种：一是医生用拇指桡侧缘顶住皮肤，食、中指前按，拇、食、中三指指端夹住皮肉筋膜，同时用力提拿，双手交替移动，向前推进。二是医生用食指屈曲，以食指中节桡侧缘顶住皮肤，拇指端前按，拇、食指夹住皮肉筋膜，并用力提拿，双手交替向前推滑。

捏揉法：医生用拇指和其余四指夹住病人筋膜肌肉，一松一紧地夹持，如弹筋之法，但无提弹动作。捏揉法主要用于捏颈部大筋、腋前筋、腋后筋、上臂筋、虎口（合谷）等处。

【相关介绍】

捏推法主要用于脊背部，上至肩颈，下齐尾骶部，自下而上，捏推脊柱两侧的皮肉，故常称之“捏脊法”或“翻皮筋”。

捏推法主要用于风湿性腰背痛、劳伤、头晕头痛、恶心呕吐、嗳气、腹胀、肠鸣、消化不良、小儿腹泻、干瘦病等多种疾病的诊治，尤其对消化不良、腹胀、恶心、全身不适等症状有立竿见影之效。一般说来，热病者，自上而下捏推；冷病者，自下而上捏推。可一边捏推，一边上提抖动，也可捏推到终点时，再上提抖动，反复操作 3 ~ 5 分钟，可根据病情判断时间长短，一般不宜上下来回捏推。捏推后，病人有一种轻松舒适的感觉，病情即渐好转，必要时，可配合弹筋、掐筋等法交替使用。

捏揉法则有以下几种情况：

（1）捏颈肩筋：此法是医生用两手捏按患者左右两侧的颈项筋和两肩筋。自上而下捏揉，从颈后风池穴处捏揉到两肩部。操作宜缓慢，用力适度。主要用于头昏头痛、颈项不适、落枕，肩颈酸痛等疾病的治疗。捏按颈肩筋时会感胀及头项，尔后舒适轻快，起到治疗作用。

（2）捏腋前筋：揉捏腋前筋主要用于胸闷、胸痛、肩臂痛。捏此筋胀及前胸，上臂，捏之后胸、臂舒适轻快，起到治疗作用。

（3）捏腋后筋：此法操作同捏腋前筋，主要用于治疗颈背部疼痛、头部不能后转、胸痛、头痛、头昏眼花等病，捏揉此筋，胀及肩、臂、头、胸等部位，起到治疗作用。

（4）捏揉上臂筋：让病人侧卧，左或右上肢外展，医生用拇指放在病人上臂外侧，其余四指放在上臂内侧，相对捏揉，自上而下，捏到手弯（肘窝）处，反复操作 3 ~ 5 分钟。主要用于治疗肩关节痛、颈部痛、上臂痛、头昏眼花、胸闷胸痛等疾病。

（5）捏揉虎口：此法是让病人手指微屈曲，自然放松，医生用拇指放在病人腕部外侧，即拇指上翘时，两指筋的陷凹处，其余四指放在掌侧，自上而下，沿一、二掌关节间隙，经合谷（虎口），循食指外侧缘，下至食指甲角旁，反复捏揉 1 ~ 3 分钟，再以拇、食指端放在虎口处，捏掐 2 ~ 3 分钟。主要用于治疗头痛、牙痛、头昏眼花、鼻塞流涕等病。

（6）捏揉股后筋：让病人俯卧，两脚伸直，医生双手拇指放在病人大腿根部外侧，双手其余四指并拢，放在病人大腿根部内侧，自上而下捏揉，经脚弯筋、脚小肚达脚跟处，反复操作 3 ~ 5 分钟。主要用于治疗腰腿痛，坐骨神经痛、脚麻木，脚小肚抽筋，脚小肚酸痛不能久站，挑抬过重引起下肢筋骨酸痛等疾病。

【注意事项】

（1）本法要注意力道的轻重适度，过轻达不到效果，过重则病人难以承受。

（2）对手法和部位要经过反复实践，熟练后方可为病人施治。

3. 滚橘（柚）疗法

【方法简述】

滚橘（柚）疗法，是取橘子或较小的柚子在火边、炉子上烤热，趁温度适中时在患者前额左右滚动，起到祛风解表、散寒除湿的作用，可治疗风寒感冒，头痛无汗者；也可治疗寒湿为患，头痛如裹布者。一般滚动时间为 15 ~ 30 分钟，如果橘子或柚子温度降低，可加热或更换后在滚。该疗法不适用于风热感冒和其他热病。

【治病原理】

布依医认为：人体是一个有机的整体，毒素内侵时可从人体的各个方面反映出来，自然也包括皮肤。若通过皮肤能够把体内的毒素吸出，则疾病就会被祛除。传统中药学理论认为，橘（柚）皮性味为辛、苦、温，归经为脾肺经，主要有理气、燥湿两种功效，理气能调理脾胃气机，燥湿能健脾消痰，常用于脾胃不和、呕吐、咳嗽、胀满不食等疾病。

柑橘属果实的果皮中含有丰富的有机酸、维生素 C 以及精油成分，经过热水的浸泡，这些物质溶解出来，洗浴时就从张开的毛孔渗透进皮肤，刺激表皮下的毛细血管，促进新陈代谢。滚橘（柚）法加热橘（柚）子，并在脸部皮肤滚动，便是通过加热析出有效成分，再通过热使皮肤毛孔扩张，让有效成分更快进入人体内发挥治疗作用。

【操作方法】

取橘子或较小的柚子在火边、炉子上烤热，趁温度适中时在患者前额左右滚动，橘（柚）子的温度要适当，以病人（特别是小儿）能够接受的温度为宜，以免烫伤。

【主治疾病】

风寒感冒，头痛无汗者；也可治寒湿为患，头痛如裹布者。

【注意事项】

温度应适宜，防止温度过高烫伤皮肤。

【相关介绍】

橘（柚）子皮经过火烤，可让鲜皮在火的作用下短时间变成陈皮。由于鲜果水分较大，火烤能够达到类似水煎的效果，陈皮煎剂对支气管有扩张作用，能治疗咳嗽气喘。橘（柚）子的果肉含有丰富的维生素C，具有抗炎作用，降低支气管的炎性反应。

4. 履蛋疗法

【方法简述】

履蛋疗法（又称：滚蛋法），是用鸡蛋在人体体表反复滚动，通过观察鸡蛋相应部分颜色和质地的异常变化来达到诊断疾病或祛毒治病的目的。布依医通过鸡蛋的异常变化情况以诊断疾病的性质、病灶、轻重程度，该方法有取材方便、操作方法简单、适用范围大、疗效确切、诊断与治疗相结合的特点。因此，该法在布依族民间颇受推崇，广泛流传，长盛不衰。

【治病原理】

布依医认为，毒存在于体内而必发于体外，自然也会从皮肤上反映出来。然而毒素在体表的表现则比较隐晦，用肉眼和一般的方法诊断较为困难，必须借用敏感性强的物体才能探测出来。鸡蛋是孵化新生命的象征，是具有灵性的物质，廉价易得，是最为理想的探测物，能通过吸附毒素而引起鸡蛋形体、颜色和质地的一系列异常变化，人们可以根据这些变化来诊断疾病的性质、病灶和轻重程度，同时鸡蛋也可以吸附导致疾病的毒素物质，通过反复的使用可以逐渐把侵入人体内的毒素吸出而达到治疗疾病的目的。

【操作方法】

履蛋法的操作部位主要有：面额、颈椎至腰椎、胸部、腹部及其他患部。目前主要采用以生鸡蛋在患者身上来回反复滚动，滚动结束后贴于肚脐上片刻，然后将其煮熟后剥开，为了准确还可连续履蛋验证，通过观察鸡蛋上特定的信号反应区（蛋壳、蛋膜、蛋白、蛋黄等）的质地和颜色的异常变化，达到诊断疾病的性质、病灶、轻重程度以及治疗相应疾病的目的。其操作方法多样，根据治疗需要有履生蛋、履熟蛋、履银蛋和履药蛋之分。

（1）履生蛋：取生鸡蛋1至数枚，洗净晾干。然后用蛋在患者额部、胸部、背部、腹部、手足心等部位顺时针来回滚动，直到鸡蛋发热为止。轻者1枚鸡蛋即可，重者可滚2~3枚。

（2）履熟蛋：取鸡蛋2枚，于锅内煮熟。取煮好的热鸡蛋1枚，趁热在患者身上的额部、胸部、背部、腹部、手足心等部位顺时针来回滚动，根据所患疾病的不同，则履蛋部位有所侧重，蛋冷更换直到患者滚蛋部位微微发汗为止。

（3）履银蛋：取鸡蛋数枚，于锅内煮熟。蛋煮熟后取出，剥去蛋壳，除去蛋黄，置一银器于其中（如银戒指、银耳坠、银币均可），趁热用毛巾包住，在患者的身子上滚动，部位和方法与履熟蛋相同。

（4）履药蛋：取鸡蛋数枚，同时放入一些相应的药草于锅内同煮。药草的选择要根据病情而定，如风寒感冒加生姜、葱节、艾草等；风湿病加血藤、黑骨藤、桑枝等；跌打损伤加金腰带、泽兰、三百棒等；消化不良加隔山消、内金、生山楂等。同时可放入一些金、银饰品等与蛋同煮。鸡蛋煮至褐色为宜。取煮好的热鸡蛋1个，趁热在患者身上的额部、胸部、背部、腹部、手足心等部位顺时针来回滚动，根据所患疾病的不同，则履蛋部位有所侧重，蛋冷更换。

【主治疾病】

本法多用于小儿，也可用于成人。一般来讲，其诊断过程同时也是治疗过程，都是吸附毒素的过程。冷滚法（履生蛋）多用于治疗各种无名肿毒，如眼睛忽然红肿、皮肤肿胀、红硬发热以及热毒所致的感冒发烧等；热滚法（履熟蛋、履银蛋、履药蛋）适用于冷毒引起的感冒及所致咳嗽、发热、头晕、头痛、风寒湿痹、周身酸痛、四肢无力、小儿惊骇、小儿抽搐等，还用于冷性包块，风湿疼痛，发痧，疳积等；履银蛋便于随时监控病情；履药蛋则兼有履蛋疗法和药物疗法的双重作用，一般仅用于治疗而不用于诊断。

【注意事项】

（1）蛋的温度要适当，以病人（特别是小儿）能够接受的温度为宜，避免温度过高导致烫伤。

（2）因履蛋治疗时需要患者脱去衣物，所以应注意环境温度，避免患者受凉。

（3）1 枚鸡蛋可做 1 次治疗，若 2 枚鸡蛋可同时轮换使用，以保持热度，鸡蛋用冷之后可加热后反复使用，但第二次治疗时不可用上次治疗用过的鸡蛋，宜更换新鸡蛋。

【相关介绍】

（1）履熟蛋诊断：布依医常以履蛋治疗后蛋黄的形状与颜色来判断病情。如蛋黄外表隆起许多小点，多是发高烧或者受凉所致；小点多，则说明病情严重，小点少，说明病情较轻。如果蛋黄呈青色，诊断为冷毒侵体；如果蛋黄呈金黄色，则诊断为热毒作祟。如果患儿几乎不能感觉到鸡蛋的热烫，那么认为是受病极深，需要每日继续履蛋治疗，直至患者对热烫敏感，蛋黄表面隆起的小点减少或消失为止。

（2）履生蛋诊断：可根据蛋黄蛋白收缩的程度来判断病症的轻重。将履蛋治疗结束 3 日后的生蛋煮熟，剥去蛋壳检查，可发现蛋黄和蛋白已经缩成各种硬块。硬块收缩得小，就表示病情严重，需要继续履蛋治疗，反之则病情较轻。

倘若蛋黄蛋白层次分明，则表示治疗见效，病情已经减轻或者即将痊愈。

（3）履银蛋诊断：履银蛋往往是一种信息放大的方法，其反应明显易于观察。一般是履蛋治疗结束，待鸡蛋冷却后取出蛋心中的金、银看，若发黑说明体内毒重，紫色次之、红色再次之、淡红色较轻、原色则病愈。

5. 火针疗法

【方法简述】

火针（特制的毫针，一般针身是耐高温、不传热的金属或非金属材料）烧红后，快速地刺进皮肤，快进快出，此种方法称为火针疗法。火针疗法既有针的机械刺激，又有火的温热刺激，对风、寒、湿、痹等具有独到的治疗作用。在黔、桂、湘地区少数民族（布依族，苗族等）又称之为“打火针”，是当地外科常的一种治疗方法。火针疗法能排瘀消肿，温通经脉，在针体烧红时温度可达约 800 ℃，刺入软组织时，使软组织的蛋白质发生炭化，针孔便会形成一个小的开放窦道，使局部的炎性渗出物得以消散，瘀阻的血脉得以通畅；针孔在恢复过程中又可以激发机体的修复功能，从而使局部组织得以重新修复而达到治愈的目的。

【治病原理】

火针是从古代“九针”中的“大针”衍化 yan'hua 而来。火针疗法的治病原理在于借“火”之力刺激穴位或局部。首先，火针具有温经散寒的作用，加热针体通过腧穴将热量导入人体，直接激发经中之气，促进经脉中的血气运行，鼓动阳气温脏腑，另外通过火针的火热之力可以达到温通经络，使气血畅通，通则不痛。

其次，火针可开门祛邪，通过灼烙人体腧穴，使皮毛展开、再由脉络传导，给邪以出路，比如痹证日久，必然在体内产生一些诸如瘀血、水湿等致病性病理产物，一旦形成，就会停滞于局部经脉、关节，对于此类疾病，火针疗法可达到事半功倍之效。

再次，火针不仅散风寒湿之邪，如果运用得当，也可以热引热，行气散毒，具有祛风化湿、活血通络、扶正祛邪的作用。热证由于局部血气瘀滞，火郁而毒生，往往出现红肿热痛等多种症状。使用火针，借火力强开其门，引动火热毒邪直接外泄，从而使热清毒解，同时可以使血管扩张，血流加速，腠理宣通。

总之布依族，苗族等少数民族也认为疔、癀、疱类疾病为毒气或毒脓积聚所致，特别是对于由冷毒、湿毒积结所致的阴性疔、癀、疱类局部病变，当以热温之法祛除毒气，火针疗法则为最佳选择之一。

【操作方法】

准备：首先是选穴，一般的腧穴都可用，多采用局部选穴，选穴数量不宜过多，先用碘酒对选穴部位消毒，后用医用酒精脱碘。其次是选取针具，火针可分单头或多头（或三头），又可按粗细分为细针及粗针，细者直径 0.5 mm，粗者直径 1.2 mm，其针柄上多用竹或骨质包裹，以免烫手。一般针身是耐高温，不传热的金属或非金属材料。最后是准备约三寸长的小竹筒一根（竹筒内要容得针具穿过）。对于较轻的疾病可选取小型的火针（如大号缝衣针大小）将针尾插入木柄中即可使用。

用火烧针，一人一针，使用前针尖泡酒精半小时进行消毒，然后晾干，之后用酒精灯烧针，一般将火针烧制成白亮，通红，微红（一定烧红，否则反损脉）等不同颜色，其中白亮是烧制程度最高，微红程度最低，通红程度居中。不同的烧制程度针对不同的疾病，如对寒症用通红，对神经性皮炎用微红。

操作：左手持竹筒，右手拿针，尽量靠近施术穴位。烧针先从远端到近端的烧灼，然后快速在要治疗的腧穴上快速进针，出针，进针的深度根据疾病的寒热虚实程度及施术部位来决定，比如一般四肢腰背进针深度 0.2 ~ 0.5 寸（同身寸），而胸背部 0.1 ~ 0.2 寸（同身寸）。再比如治疗粉刺，一般针刺到粉刺的基底部即可，不必深刺，也不宜过浅，穿过竹筒迅速一次性穿破脓壁，直达脓腔（即预先做好的脓腔深度记号），然后立刻退针，若要引流窦道大些，稍停针 1 ~ 2 秒，再退出火针，之后医生双手挤压脓疱排脓，或用盐水（即清水里放少许的食盐）冲洗脓腔即可。

【主治疾病】

风寒着痹、血管曲张、淋巴结核、慢性结肠炎、痣、疣、一些结缔组织疾病、神经性皮炎、带状疱疹及腱鞘炎等。（主要针对寒症，应以辨证为主。）

【注意事项】

火针疗法的要点是“稳、准、快”，进针深度不能太深，也不宜太浅。使用火针深刺时，必须避开血管与内脏，以防发生意外。浅刺时，叩刺力量不能太猛，不可忽轻忽重，须均匀、稀疏，才可避免表皮随针剥脱。

若患者出现晕针，则按照教材《刺法灸法学》中的方法处理，即“立即停止针刺，或停止留针，退出全部已刺之针，扶患者平卧，头部放低，松解衣带，注意保暖。轻者静卧片刻，给饮温茶或温开水，即可恢复。不能缓解者，在行上述处理后，可指按或针刺急救穴，如水沟、素髎、合谷、内关、足三里、涌泉、太冲等。也可灸百会、关元、气海。若仍人事不省、呼吸细微、脉细弱，可采取西医急救措施。在病情缓解后，仍需适当休息。”

【相关介绍】

现代临床研究认为，以火针直接刺激病灶及反射点，能迅速消除或改善局部组织水肿、充血、渗出、粘连、钙化、挛缩、缺血等病变，从而加快新陈代谢，使受损组织和神经重新修复。火针携高温直达病所，针体周围微小范围内病变组织被灼至炭化，粘连板滞的组织得到疏通松解，局部血液循环随之改善。

曾有关于运用火针疗法成功治疗手背多发性寻常疣的报道。有一位患者双手臂泛发寻常疣，病程年余，从指甲后至腕关节满布如玉米、绿豆、粟米状灰褐色疣体百余个，尤其以右手关节处聚集成族，疣顶呈花蕊状，不见正常皮肤。医生用火针刺患者食指关节处疣丛，中央一针深至疣体根部，四周刺四针，针尖斜向中心点根部。经三次治疗，一月后疣体全部脱落，皮肤未留任何瘢痕。火针疗法也可用于有头疽、上肢麻木、脊膂冷痛等疾病，可见火针疗法的应用范围较为广泛，尚待进一步地研究与挖掘。

6. 针挑疗法

【方法简述】

医生取普通缝衣针一枚，用火或酒精消毒后，根据病情在选定的部位（一般选择有红点或长白色汗毛处）挑破皮肤，并将皮下脂肪层处的一股白丝（皮下纤维）挑断，然后进行消毒处理，从而治疗相应的疾病。

【治病原理】

布依医认为：“毒之内存必显于外，毒之所乱必有其根。”意思是：毒存在于人体内，必然会通过各种形式表现出来，毒在人体作乱，必然存在使其附着于人体的“根”。而针挑疗法的原理就是找准毒邪在人体体表处的“根”，并用针将其挑断，“根”被挑断则毒自出，病自愈。通过挑刺对皮肤的刺激，可达到疏通经络、调整气血和脏腑功能的目的，从而引起机体内部一系列变化，加强局部血液循环、消除炎症、促进患者痊愈。

【操作方法】

取普通缝衣针一枚，用火或酒精消毒后，根据病情在选定的部位（一般选择有红点或长白色汗毛处）挑破皮肤，并将皮下脂肪层处的一股白丝（皮下纤维）挑断，然后进行消毒处理。

【主治疾病】

各种痧证，风湿病，痔疮，眼翳及小儿疳疾等。

【注意事项】

（1）针挑法对皮肤有轻度损伤，应注意消毒和术后的保护，避免感染。

（2）针挑法的进针宜浅，故进针时针与皮肤角度应在30度以内，勿垂直进针。

（3）针挑的部位应跟据病情决定。

【相关介绍】

针挑疗法还有一些特定的使用方法，下面介绍三种常见疾病的特定针挑方法。

（1）挑翳子疗法

本法采用针挑耳廓穴位治疗眼翳，是一种简便、快速、高效而又安全可靠的外治方法。

用具：大号或中号缝衣针一枚，酒精棉球数枚。

选穴：沿耳廓边缘寻找出翳子的反应点。其反应点为灰白色或褐色的丘疹，略高于周围正常皮肤，寻找丘疹应根据目中翳子的位置高低来决定，一般是翳子的位置高于瞳孔取上耳廓；与瞳孔水平，取中耳廓；在瞳孔以下则取下耳廓。

操作：找准穴位后先用酒精棉球消毒，然后医生用左手固定患者耳廓，右手持针，针体与皮肤平行，缓慢刺入皮肤内，挑破皮肤，反复挑起伤口内的组织，一般可挑出白色的皮下纤维细丝，将其挑断并挤出1～2滴血即可。若挑不出白色的纤维，以双手拇指挤压伤口出1～2滴血亦可，最后用干棉球压住伤口止血。

术后目中刺痛当即减轻，一般一次即愈，严重者可隔日再挑一次。

注意事项：

①注意消毒，避免感染。

②针体宜与皮肤平行，切忌与皮肤垂直，否则难挑出白色纤维。

③切忌手法粗鲁，宜轻巧柔和。

④若行第二次挑刺宜选原挑刺位置的旁侧进行。

⑤被挑刺的部位短时间内不宜接触水。

（2）挑痔疮法

本法是布依医用于治疗痔疮的一种有效方法，对于内痔、外痔、混合痔均可使用。

用具：大号缝衣针一枚，酒精、棉球适量。

取穴：痔疮患者的反应点主要是出现在尾椎骨两侧，为褐色或灰白色或浅红色的丘疹，略高于正常皮肤，压之不褪色，选择的丘疹位置越低治疗效果越佳。

操作：医生用左手固定已消毒的穴位（反应点），右手持针，针体与皮肤呈30度角以内（尽量平行）。稍用力将针尖压入穴位的皮肤内用针反复挑动，挑出白色纤维，此时应慢慢左右摇摆将其向外牵扯，直至扯断该纤维。然后重复操作至挑不出白色纤维为止，最后挤压伤口出血1~2滴，用干棉球擦拭并压迫止血即可。

若需进行多次治疗时应另取穴位，也可于原穴位旁取之。

注意事项：

①注意消毒，避免感染。

②针体宜与皮肤平行，切忌垂直刺入。

③手法宜轻巧柔和，切忌粗暴。

④若行第二次挑刺宜选偏离原穴之旁侧挑之，或另取穴位。

⑤术后暂不作局部洗浴。

（3）挑肩疸

本法是布依医常用于治疗肩疸的外治方法。

取穴：取穴部位为背部两户胛骨之间的脊椎两侧各5 cm左右的反应点。其反应点为灰褐色或灰白色的丘疹，压之不褪色。反应点离脊椎越近越好。

操作：医生左手固定已消毒的穴位（反应点），右手持针，针体与皮肤呈30度角以内（尽量平行）。稍用力将针尖压入穴位的皮肤内用针反复挑动，挑出白色纤维，此时应慢慢左右摇摆将其向外牵扯，直至扯断该纤维。然后重复操作至挑不出白色纤维为止，最后挤压伤口出血1~2滴，用干棉球擦拭并压迫止血即可。

若需进行多次治疗时应另取穴位，也可于原穴位旁取之。

注意事项：

①术前做好穴位选择，并且注意消毒，避免感染。

②针尖切忌垂直刺入皮肤，要稍与皮肤呈30度角压入。

③操作要轻巧，切忌过猛过急。

④若出血不止，应给止血。

⑤术后暂不作局部洗浴。

针挑疗法是一种以针挑破特定的穴位或反应点皮肤，挑断皮肤下白色纤维（浅筋膜）和清除其中组织液、痰、脂等异物再进行放血来治病的方法，为中医传统疗法之一，属中医外治法范畴。其历史悠久，源于挑砭法，由传统中医“九刺”中的“刺络”发展而来，早在春秋战国时期，名医扁鹊便已使用此法。由于此法操作简单易学，适应证广，确有效验而流传于民间，但因此法多由口传心授的方式代代相传，现已濒临失传。挑治的重点是在人体寻找特定的腧穴、敏感点或一定的区域，用针挑破皮肤，挑断皮内丝状纤维。其原理为通过疏通外在皮肤经络，达到调理内在脏腑经络的目的。因而具有疏经解瘀、调理气血的功效。具体治疗方法为：

经穴点选择：

（1）经穴：

①特定穴：如背俞穴、募穴。以脏腑外症为主要表现时，可按照俞募配穴法选择合适的穴位作为挑治点。

②症状取穴：如多食易饥明显者，可选择中脘、足三里；身热汗出明显者，可选择曲池、大椎；大便稀溏者加选天枢。

（2）夹脊穴：选择有压痛的夹脊穴，多以上部的夹脊穴为主，这与神经节段分布有很大关联。

（3）皮肤异常点：

①红斑：如大头针帽大小，红色或暗红，常孤立存在，皮温与周围正常皮肤无异，压之不褪色、无疼痛。红色者多责之有热；暗红者多因于寒淤。

②突出体表的毛囊点：常孤立存在，其上可见明显粗壮、质地偏硬的汗毛，按压毛囊略有压痛感，周围皮肤略见发红或发白。

对于患有甲状腺功能亢进症，尤其是甲状腺肿大但暂时不需手术治疗，而患者又对自身颈部美观具有高要求的人群，可尝试使用针挑疗法让甲状腺恢复正常体积，减少患者自身的不适感，增加患者的自信。

针挑疗法是通过针挑龙路、火路的体表网结、来疏调气机，调和阴阳，逐毒外出。对于痧证、痹症、风湿关节痛或僵直、腰痛、跌打损伤、肌肤麻木等疾病，有较好的疗效。针挑点选择的一般规律是：头部针挑点，用于治疗头面部疾病、发热等。背部针挑点，用于治疗胸痛、感冒及一些热性病。腹部针挑点，用于治疗腹部疾病、痛经等。上下肢针挑点，用于治疗风湿痛。

针挑疗法的手法有浅挑、深挑、疾挑、慢挑、重挑、跃挑、摇挑等等。其基本的方法是：针尖轻快地刺入皮肤，挑破表皮或皮下组织，然后快速拔出。针孔大小以能挤出少许血液为度。具体的操作步骤是：选好挑点，对针具及挑点进行常规消毒。左手拇指与食指固定并绷紧挑点皮肤，右手拇、食、中三指合拢，握紧针具，对准挑点，迅速入针并向上挑起，然后在挑点挤出少量血液。最后对针挑部位进行消毒。

7. 弩药针法

【方法简述】

药针疗法根据病情不同有硫黄针和糖药针两种。糖药针又名弩药针法，是布依医针类疗法中使用面极广的一种治疗方法。本法源于猎杀大型野兽时，在弓弩上蘸取适量经过特殊配制的剧毒药物（弩药）以起到快速猎杀效果。后来发现小剂量的弩药具有良好的祛风止痛作用，经过反复实践并改进配制工艺，对于人体疾病，能起到以毒攻毒的特殊治疗效果，特别是对一些慢性顽固性疾病，采用此法屡获良效。因其制作简单、操作方便、疗效显著而沿用至今。为了减轻弩药毒性，一些地区的布依医在药物中加入蜂蜜，称为“糖药”。

【治病原理】

布依医治病所使用的毒药多具有偏性重、药效强的特点，运用得当往往能达到疗顽疾、起沉疴的特殊疗效。弩药针法是在布依医攻毒疗法的理论指导下形成的一种利用毒剧药物作用强、见效快的特点，通过“以毒攻毒”的方式而达到治疗顽疾的有效手段。它是一种“从外治内”的治疗方法，是通过对聚集于人体之毒进行强烈的攻击和对筋脉、肌肉、关节的刺激达到治疗局部或全身疾病的作用。经现代药效学实验证明，弩药具有显著的抗炎、镇痛、抑制致炎因子的表达、防止佐剂性关节炎对骨膜的损害等作用。弩药针法是集药物、针刺和拔罐疗法于一体的复合疗法，经动物实验证明，弩药针法的治疗效果强于单独使用药物外搽、针刺和拔罐，因此弩药针法作为一种组合疗法能够经久不衰。

使用适当的针具并且配上特定的弩药在选定部位进行针刺，并配合罐疗和涂药，成为一种特殊的复合外治疗法。本法在攻毒的同时还有拔毒、排毒的作用，通过祛除毒素、刺激筋脉以及激发人体机能的自我保护和修复功能，从而达到治疗相应疾病的目的。

【操作方法】

（1）使用器具

①针具：取缝衣针 1 枚，竹筷 1 支（折成长 15 cm 左右），棉线 1 根。将竹筷的一端从中央劈开，深度 2～3 cm，将缝衣针尾插进劈开的竹筷中，露出针尖长 1～1.5 cm，然后用棉线将劈开的竹筷端扎紧即可。也可用市售梅花针代替。

②弩药：根据特定配方制成的药液（传承不同，配方各异）。一般为酒剂。

③火罐：根据部位选用适宜的火罐数个，自制或购买均可。

④酒精棉球适量。

（2）操作过程

选穴一般为阿是穴，外搽弩药，取弩药针蘸少许弩药，点刺患者皮肤，约 10 针，针眼围成圆圈，再取竹罐 1 个，点燃酒精棉球，在竹罐中迅速绕 1 圈，将竹罐快速吸附在点刺的皮肤上，停留 10～15 分钟，然后取下竹罐，将皮肤上拔出的污血擦净，再涂搽弩药即可。用罐和扎针量以患部大小而定，多个穴位可交替进行。

【主治疾病】

本法适用于各种传统的风类疾病，如半边风、顺筋风、冷肉风、湿热风、麻木风等，以及多种慢性顽固性疾病，如风湿性关节炎、类风湿性关节炎、骨质增生、腰椎病、颈椎病、肩周炎等。

【注意事项】

（1）一定要掌握好针刺深度和时间，对于年老体弱者和重要穴位要慎用。

（2）要掌握好弩药的毒性及用量，以防中毒。

（3）注意消毒，避免感染。

（4）严格掌握适应证。

（5）小儿慎用。

（6）多个治疗部位注意交替进行，为治疗部位留下恢复的时间。

【相关介绍】

弩药针法作用：消炎、退热、祛风、止痛。如治疗炎症时，必须另换清热解毒的冷药；治疗风寒痹痛时，必用热药。此法操作简单，经济有效，治病快速。传统弩药针法所用的针具是刺猬的箭毛，现已改用中医的梅花针。

1）弩药的制作

弩药针法的关键是弩药的配制，各地使用的弩药配方虽然有所不同，但其核心都是利用剧毒药物的强劲功能以达到疗顽疾、起沉疴的目的。下面介绍两种弩药处方和制作方法。

（1）实例一

①处方：三分三、川乌、草乌、独钉子、小霸王、土牛膝、雪上一枝蒿、红花蛇等 12 味药物各 500 g，蜂毒、麝香适量。

②制法：取处方中除蜂毒、麝香之外的药物捣碎，置于罐中，加水至水面高出药物 5 cm 左右，搅拌半小时后倒出混悬液，静置待其完全沉淀后用细布过滤，滤取的药物细粉置于另一罐中加酒淹没，日晒夜露 49 天，在此期间酒挥发则加酒，保持液面高度，蜂毒、麝香于加酒时加入，直至形成浓稠的黑色药膏，存于竹筒中，用时加入适量酒稀释即可。

（2）实例二

用川乌、草乌、南星、一枝蒿、半夏、半截烂、断肠草等 30 多种鲜药捣碎取汁，置放于阴凉通风处，待浓缩成膏状，然后存于瓷瓶内备用。用时以竹签挑出黄豆大小的药膏，用 500 ml 酒或冷开水稀释，并加入适量的虎尿、蜂毒，然后用做好的针具蘸药液刺患处，视患处大小而定针刺的次数。

2）现代研究

由于弩药针法的应用比较普遍，而且疗效好，贵州中医药大学第一附属医院结合弩药针法等布依族传统治疗方法服务患者。临床结果表明，弩药针法对腰腿疼痛、颈椎病、风湿性关节炎、类风湿性关节炎等疾病有良好的治疗效果。

贵州中医药大学杜江教授的一位研究生便以此为学位专题，对弩药针法的毒性、药效及临床进行了深入研究。研究结果表明弩药的中毒剂量是临床用量的 300 多倍，具有较高的安全性；药效学实验证明，弩药针法具有显著的抗炎、镇痛、抑制致炎因子的表达、防止佐剂性关节炎对骨膜的损害等作用；临床探索性研究表明弩药针法对神经根型颈椎病有明显的疗效。有鉴于传统弩针造成的疼痛感较强，贵州中医药大学第一附属医院对此进行改良，采用现代微针技术代替传统的针刺，基本上实现了无痛治疗而疗效不减，使之更具实用性和推广性，这也是对传统外治法的改良和创新。

贵州中医药大学莫潇瑜、杨孝芳、张宁等采用弩药滚针治疗膝关节骨性关节炎病患 30 例，经临床统计发现普通针刺组总有效率为 26.7%，弩药滚针组总有效率为 43.3%，弩药液涂擦组总有效率为 10%，弩药滚针组优于弩药液涂擦组，证实弩药液不同的促渗方式直接影响膝骨性关节炎患者的临床疗效，弩药滚针疗法在改善膝骨性关节炎中优于弩药液涂擦法，临床应用价值较高。

8. 放血疗法

【方法简述】

当遇到急性中暑、发痧、暑热呕吐、感冒浑身困重、头昏胀大等时，布依医往往会在特定部位进行针刺，并排出少量血液，这种治疗方法称之为放血疗法。本法在方法上属于排毒法的范畴，而在指尖放血排毒时，往往要通过拍、抹等手法赶毒至指尖，因此放血疗法也包含了赶毒的方法。经此法治疗后，大多数病人会感到症状顿时减轻或消失，对于症状较轻的病人甚至不用采取其他治疗方法便可治愈，症状较重的病人可迅速得到缓解再以便配合其他方法进行治疗。由于本法使用非常方便，几乎不需要任何前期准备，随时可用，故颇受推崇。

【治病原理】

放血疗法历史悠久，《五十二病方》中便有关于砭石刺血（放血疗法）治病的记载："广颓，先上卵，引下其皮，以砭穿其脽旁。"《内经》全书 162 篇中，有 48 篇涉及放血疗法。放血疗法的中医理论基础主要是中医经络学说及气血学说，根据《素问》记载"去宛陈莝""血实宜决之"的原则，通过排出瘀血，

“通其经脉，调其血气”“疏其血气，令其调达，而致和平”，畅通经络中壅滞的气血，濡养组织皮毛，祛瘀而生新，从而调节机体的平衡。现代医学主要认为放血疗法具有对血液系统的双向调节作用，促进人体新陈代谢，改善微循环，利于排出血液中有害物质，并有良好的镇痛作用。

布依医认为，致病毒素进入人体之后靠血液传到全身或特定的部位，且毒素在某些部位如指尖、舌下等较为集中。如果在毒盛之时在特定部位进行放血排毒，就会大大减少毒素，有利于帮助人体机能的自我保护和修复功能的发挥，最终祛除毒素。

【操作方法】

准备瓦针或金属制的针具数枚，医生右手拇指、食指拿稳针具，用火烧或用酒精擦拭针具进行消毒，认准放血点，手法要稳、准、狠、快、轻，像麻雀一样点啄放血点，任其渗出 2 滴血。一般选择指（趾）尖、指（趾）甲旁、肘窝、腘窝、人中、舌下青筋等作为放血点、视病情放 2 至数滴血。最常用的放血点为舌下和指（趾）尖。

（1）舌下放血法：让病人坐正，用瓦针或金属制的针具刺破舌下青筋使之出血 1 至数滴即可。

（2）指（趾）尖放血法：让病人坐稳，医生站在病人侧面，双手一前一后从肩部往下拍打二十余下，再用手往下推压至指尖，让患者捏紧手腕部位，用线扎紧中指，取瓦针或金属制的针具刺破指尖使之出血 1 至数滴即可。

【主治疾病】

本法适用于急症中暑、发痧、暑热呕吐、感冒引起的浑身湿重、头脑昏胀大等症、霍乱吐泻、脘腹疼痛、头痛头晕、发烧等病。中医理论认为人体的基本构成物质和维持生命活动的基本物质是气血，因此机体出现障碍的时候往往与气血障碍和失常密切相关。对于小儿疳积，放血疗法可有效地将经络中奎滞的气血进行疏通，从而使得虚实协调，改善其脏腑功能紊乱情况，达到治疗效果。除此之外，临床研究还发现放血疗法在一定程度上可积极调动患儿机体的免疫功能，激发患儿体内的防御机制，增强抵抗力，更好的活络经脉，促进气血恢复通畅，脏腑得到滋养。对于痛风患者，采用放血疗法，可通过放血的方式将堆积在患者关节位置的过量尿酸排出体外。

【注意事项】

（1）出血量不宜过多。

（2）避免感染。

（3）手法要轻快，点啄要准确，每个放血点点刺后如果不渗血可反复尝试两或三次，但切忌过多点刺。

（4）切忌大力刺、深刺，以防感染或出血过多，若出血过多应立即止血。

（5）本法小儿慎用，使用前必须做好病情评估和沟通。

【相关介绍】

舌下放血的选穴方法为：取患者舌之背部，以舌背划一中轴线，在舌背之前半部左右对称点—即放血部位，应避开大静脉管，只能取小静脉旁边部位，若有病变舌背定有乌黑之点即为要穴，若找不出可在相当之位置点刺细小脉络也有效果。

9. 打瓦针疗法

【方法简述】

本法适用于各种急症、暴症或跌打摔伤等症，布依医一般选用瓷碗或瓦片在患处或特殊部位快速闪刺几下，使局部出血。该疗法具有原始自然、疗效显著的特点。后续可配合拔罐将瘀、毒排出体内。虽然随着医学发展，现代放血疗法的针具在医疗机构的实际运用中已改用三棱针或特制银针，但民间的布依医仍坚持使用瓦针。操作简便，疗效显著。

【治病原理】

布依医认为“邪毒急入，放血排出，醒脑还阳，转世命长。”故而毒邪侵袭人体，需给邪以出路，方能痊愈。布依族依山傍水聚族而居，居住地盛产优质石料，取材便利，在日常生活中面对突发急症、暴症，布依医就地取材，选用石料、瓦片、瓷片等材料在相应部位进行急救，后续配合相应疗法治疗疾病。

【操作方法】

瓦针1枚（瓦针即细长、尖锐的瓷碗碎片或玻璃碎片），医生右手拇指、食指拿稳针具，用火烧消毒，或用酒精消毒，认准放血点，根据不同患病部位让患者选择合适的体位，迅速将瓦针刺入瘀阻部位，手法要稳、准、狠、快、轻，闪刺几下，使局部出血，瓦针一般刺入1~2 mm，放血1至数滴为宜。

【主治疾病】

本法适用于霍乱吐泻、中暑、脘腹疼痛、头痛、头晕、发烧、跌打或摔伤等。

【注意事项】

（1）出血量不宜。

（2）避免感染。

（3）瓦针必须锋利、尖细。

（4）手法要轻快，每个放血点点刺后如果不渗血可反复尝试二或三次，但切忌过多点刺。

（5）切忌大力刺、深刺，以防感染或出血过多，若出血过多应立即止血。

（6）本法小儿慎用，使用前必须做好病情评估和沟通。

【相关介绍】

筋与脉是人体中关系十分密切的两个重要生理系统，它们既相互独立，又不可分割，故常常合称为筋脉。人体的筋脉有干流与支流之别，就像纵横交错的水系一样，从干流上不断地分支，从粗到细，从大到小，直至分布全身，从而形成了遍布全身的严密网络。其中“干流”起到举足轻重的作用，人体有四条筋脉干流，是人体躯干和四肢联系的主要通道，这就是“四大经脉”。由于筋脉的重要生理功能，以致四大筋脉在疾病的产生和治疗中往往发挥着特殊的作用。筋脉的特点是“以通为用，以畅为安，以塞为病，以绝而亡”，而外伤、内损都有可能导致筋脉受损。外伤必然导致气阻血瘀，能量、血液失去约束而外溢或阻塞，产生出血及红、肿、热、痛等症状。外界的风、寒、湿、热毒素侵入筋脉会导致筋脉受损而产生相应部位的疼痛、冷热、麻木等症状，主要表现为各种风湿病。而由于内脏受损或机能失调引起身体的气血虚弱和不协调也会导致“血弱不养筋”和“气弱不行血”，引发四肢痿软无力、腰酸腿痛、行动失常等筋脉方面的病变。许多常见的疾病如“顺筋风”“串皮风”“麻木风”“半边风”“冷骨风”“跌打损伤”“扭伤”等是以筋脉受损为主的疾病，而“马牙惊”“软脚风”“走马惊”“录慕惊”“天吊惊”等病变所表现出的四肢抽搐、角弓反张也与四大筋脉因受损而收缩息息相关。同时，由于筋脉是人体各种信息和物质的传导系统，因而有较高的敏感性，故而对筋脉进行一定的刺激不仅能起到局部的治疗作用，还能够激发人体惠气和灵动能的运行，从而起到治疗全身性疾病的作用。医家使用的多种多样的外治方法如爆灯火、打砸角、推拿、火针、瓦针、硫磺针、糖药针、抹酒火、拍击等都是通过刺激筋脉来达到治疗局部或全身性疾病的目的。

10. 收（抽）箭疗法

【方法简述】

箭痛是布依医对疾病诊断的形象取名之一，主要表现为胸腹等部位的一类穿透性、放射性掣痛，如背痛彻胸或胸痛彻背，且范围狭窄，有如被利箭射中之感。这类疾病的用药效果并不理想，布依医多用收（抽）箭疗法进行治疗。各地收（抽）箭疗法大同小异。例如在贵州松桃有三十六手、七十二手、一百零八手收（抽）箭疗法。

【治病原理】

收（抽）箭疗法相当于中医的振梃疗法，与推拿按摩同属物理治疗方法，其治疗机理在于“通”，通则不痛。正如《素问·举痛论》中说：“按之则血气散，故按之痛止，按之则热气至，热气至则痛止矣。”虽然收（抽）箭疗法的叩击力和频率要始终保持均衡，但是，由于每轮所使用竹筷的数量都从多到少，逐渐递减至1根，所以随着竹筷数量的减少，身体所受的压强也由小到大，局部受到的压力也随之增加。收（抽）箭疗法，可以达到疏通经络，改善局部气血运行，使经脉通畅，淤滞得散，营卫调和。叩击中依次递减竹筷是比较关键的手法，随意叩击则无法达到效果。

【操作方法】

（1）用物准备：治疗车、治疗盘、竹筷7支或21支或36支、棉签、纱布、快速手部消毒剂、记号笔、毛巾。

（2）患者准备

①了解收（抽）箭疗法的目的、方法、注意事项及配合要点。

②取舒适体位，暴露施术部位皮肤，情绪稳定，配合操作。

③在进行施术前30分钟进餐。

④着敞口衣裤，便于施术。

（3）操作者准备

衣帽整洁，修剪指甲，洗手，戴口罩。操作前先洗身净手，心身松静，精神专一，双手温暖，态度和蔼，争取患者的配合。

（4）环境准备：环境安静整洁、温度适宜、关闭门窗。

（5）操作步骤

①核对：核对患者床号、姓名、性别、年龄、手腕带、诊断、施术部位。

②评估及解释：评估患者，做好沟通，调节室内温度，关闭门窗，必要时备屏风。嘱患者排空大小便。

③体位：根据收（抽）箭疗法施术部位为患者选择合适的体位。

④标识：准确选择施术部位并用记号笔标识。

⑤再次核对。

⑥施术：清洁皮肤，左手紧握筷子，用筷子较细一端对准穴位或患处，用木饭瓢适当用力敲筷子根部。

⑦观察：在施术过程中，随时观察患者有无不适及局部皮肤异常的情况。

⑧整理：清洁施术部位的皮肤，协助患者整理衣物。

⑨宣教：施术完毕，注意保暖，避免吹风受凉，交代注意事项。

⑩记录。

【主治疾病】

胸痛。

【注意事项】

（1）某些心理疾病引起的局部或者周身的不适感，一般要先排除器质性疾病。

（2）医生应凝神定志，技法纯熟。

（3）若患者有严重的器质性疾病，不宜使用本法。

【相关介绍】

胸痛如非胸痹心痛，也非结胸肺热，更无跌仆外伤者，多由阴阳失调、气血虚损、寒气侵袭、脉络失养、气血不通、营卫凝涩所致。正如《素问·举痛论》所说：“寒气客于背俞之脉，则脉泣，脉泣则血虚，血虚则痛，其输注于心，故相引而痛。”秦伯未也论道：“胸为阳位，阳气不足或寒邪乘袭，均能使气机痹阻。”胸肋部之气血不通，脉络不荣，有虚有实，但往往虚实相兼，实多虚少。此类胸痛，相当于现代医学的肋间神经痛，肋软骨炎等。

收（抽）箭疗法利用患者的心理作用和心里暗示来达到治疗某种疾病的目的。

11. 爆灯火疗法

【方法简述】

爆灯火疗法亦称“打灯火”“爆灯火”“灯火灸”“灯草灸”“爆打火”等，布依语称为：“闷当消”“业当妇”。爆灯火疗法是以中医经络学说为理论依据，采用灯芯草蘸油（桐油、生菜油、麻油均可）点燃后，快速按在穴位上进行焠烫的方法来治疗各种疾病，当听到“啪啪”的爆破声，瞬间将火焰熄灭的一种治疗方法，属于中医“灸治法”的范畴。灯心草性甘、淡，微寒，归心、肺、小肠经，具有利水通淋、清心除烦的功效；植物油常用桐油和生菜油。桐油性寒，味甘、微辛，具有生肌、杀虫、止咳化痰、止痒、清心镇狂等功效，常用来治疗水火烫伤、咳嗽痰鸣、干疙闹、癫狂病等。菜油具有清心火、祛外邪的作用，其与灯心草共用于灸法，具有疏风解表、行气化痰、开窍息风等功效。爆灯火疗法一般分为明灯爆灸法（明火法）、阴灯灼灸法（暗火法）两种。其优点是取材方便、操作简单，刺激性强、见效快、适应症广、治疗安全、疗效显著、副作用少。为民间百姓所熟知和喜爱。

【治病原理】

通过灯火的燃烧对皮肤产生的热刺激作用来点打相应的穴位，以刺激筋脉，促进和加强肌体之气血运行，提高组织物质代谢，促进高级神经兴奋（或抑制），达到“调气”“治神”的目的，使机体获得抗炎、止痛、免疫等效果。《灵枢·刺节真邪篇》中说：“脉之中血，凝而流止，弗之失调，弗能取之。”说明布依族的“爆灯火”疗法在血寒运行不畅，留滞凝涩的情况下最为适用，所以“爆灯火”疗法有温经散寒，疏通经络之功效。本法通过对特定穴位进行强烈刺激，以通筋脉、醒魂魄而达到抢救和治疗目的。爆灯火疗法借助灯心草燃烧时对腧穴产生的热刺激，能激发经气，达到疏通脉络、通达内外、宣泄阳气、调节脏腑、温经散寒之功效，同事具有扶正与驱邪两方面的作用。

爆灯火是以经络学说和辨证论治为理论依据，通过刺激腧穴来调整经络和脏腑的功能而起到防病治病的目的。经络系统将人体的内外、表里、上下、左右各部分联系成一个有机的整体，经络具有沟通内外、运行气血、抗御病邪、传导感应的作用。如《灵枢·经脉》指出：“经脉者，所以能决死生，处百病，调虚实，不可不通。”

临床上，运用爆灯火疗法治疗的疾病中，以实证和急性病证较为多见，明代李梴《医学入门》记载：“实者灸之，使实邪随火而发散……热者灸之，引郁热之气外发。”周楣声《灸绳·热证可灸赋》记载：“实热用灸，郁结能瘳；表热可灸，发汗宜谋；里热可灸，导引称优。热能就燥，寒以温酬，火郁宜发，早有嘉猷。”

因此爆灯火疗法治疗里热实证可以“以热引热，使热外泄”。运用爆灯火疗法治疗实证、热证疾病时，可以引热邪外出，是泻法的体现。爆灯火疗法直接作用于病变局部，有宣透散热、疏通经络之效，以热引热，迫邪外泄，协调阴阳，治疗疾病的目的。热证有虚热、实热之分，灸法通过刺激机体腧穴，对机体功能状态有双向调节的作用，使机体内部的阴阳状态平衡，起到内病外治的作用，从而达到祛邪通络的目的。同时灸的温热效应能使毛孔开放，孔窍通畅，使热有路可走，从而起到退热的作用。爆灯火疗法在于借火助阳，疏通脉络，开门祛邪，迫毒外泄，使虚损经气得以恢复，湿热火毒得以外泄。

因气能行血，气得温则疾，所以爆灯火的温热刺激，可以起到温通经脉、行气活血、消肿散结、化瘀止痛的作用。借助灯火热刺激，透入肌肤腧穴，起疏通经络气血，有疏风解表、温经散寒、活血化瘀、消肿止痛之功效，气血调和，化瘀散结，通而不痛。

由此可见，爆灯火的中医机理体现在三个方面：一是爆灯火治疗时对腧穴产生的热刺激，对机体功能状态有双向调节作用，能激发经气，疏通经脉，起到扶正祛邪的作用；二是爆灯火治疗热证时能以热引热，使热外泄，有宣透散热的功效；三是爆灯火疗法的温热刺激，可以温通经脉、行气活血，具有温经散寒、消肿止痛的作用。

【操作方法】

（1）用物准备：灯心草若干、桐油1罐、酒精灯1个、打火机1个、镊子1把、器皿盒1个、毛巾1条、治疗车1个、治疗盘1个、棉签若干、纱布若干、床单1条、记号笔1支等。

（2）患者准备

①了解爆灯火疗法的目的、方法、注意事项及配合要点。

②取舒适体位，暴露爆灯火施术部位皮肤，情绪稳定，配合操作。

③在施术前30分钟进餐。

④着敞口衣裤，便于施术。

（3）医生准备：衣帽整洁，修剪指甲，刚剪过的指甲要用指甲锉平，洗手，戴口罩。操作前双手温暖，精神专注，态度和蔼，争取患者的配合。

（4）环境准备：环境安静整洁、温度适宜、关闭门窗。

（5）操作步骤

①核对：携用物至床旁，核对患者床号、姓名、性别、年龄、手腕带、诊断、施术部位。

②评估及解释：评估患者，做好沟通，调节室内温度，关闭门窗，必要时备屏风。嘱患者排空大小便。

③体位：根据施术部位为患者选择合适的体位。

④标识：准确选择施术部位并用记号笔标识。

⑤再次核对。

⑥施术：清洁皮肤，用灯草一根约 10 cm，将一端浸入桐油或生菜油中约 1 cm，蘸油适量，用纱布擦掉多余的植物油，以不滴下为度。以防燃油过多滴落烫伤皮肤。

明火法：医生用拇食二指捏住灯心草燃端约 2 ~ 3 cm 处，点燃后，待火焰由小逐渐变大瞬间交汇点，迅速将燃端垂直点灼施术部位，点灼力度适宜，以患者耐受为度。在灯心草头部与标志点之间爆发出清脆的“啪、啪”爆淬声，火随之熄灭，称为一燋，如果没有爆淬声传出，应避开原灸点，在附近再取一穴灸之，每穴一般只点灼一次，5 ~ 7 次为一疗程。爆灯火治疗的顺序为先上部后下部、先背部后腹部、先头身部后四肢部。明火法的温度较高，刺激性较强，术后可能会在施术部位的表面上留下绿豆大小的水泡，数小时后自然消失。多用于急危症的抢救或体壮患者。可隔日 1 次，每次可点打 2~3 次，如点起水泡，下次稍靠其边缘点打。

暗火法：医生用拇指、食指捏住灯心草之上三分之一处，让灯心草浸油端蘸上桐油或生菜油点燃，掐灭后迅速往施术部位按压，利用余温达到刺激作用，暗火法相对较弱，但更为安全，临床可酌情使用。暗火法多用于妇女、小儿的一般疾病。

⑦观察：在施术过程中，随时观察患者有无不适及局部皮肤异常的情况。

⑧整理：清洁患者局部皮肤，协助患者整理衣物。

⑨宣教：施术完毕，注意保暖，避免吹风受凉，交代注意事项。

⑩记录。

【主治疾病】

主要用于急救，如各种休克、小儿惊风、高热等，也用于治疗多种常见的疾病如风湿、胃痛、带状疱疹、小儿泄泻、小儿疳积、小儿多发性疖肿、小儿厌食症、感冒发热、小儿癫痫、小儿哮喘、急性扁桃体炎、急性结膜炎、下颌下腺炎、小儿脐风、痰闭、气促、高热惊厥、呕吐、夜啼、脱肛等等。

主要选穴如下：

小儿惊风、发烧、抽风：百会、印堂、人中、迎香、承浆、地仓、颊车、中冲、风池、风府、合谷、龟尾等。

急救：百会、人中、十宣、虎口等。

儿童热性惊厥：囟门、眉心、脐心、脐周四燋。

疳积：长强、天枢、关元、足三里等。

少腹疼痛：围绕肚脐周围一寸许打六盏。

胃痛：上脘、中脘、下脘、胃脘、足三里等。

风湿：阿是穴、沿经脉线路各穴。

缩阴症：双肚（脐下左右各1穴）、会阴、足三里、内关、中脘、下脘、天枢、神阙、丹田等穴。

小儿泄泻（脾虚泻）：中脘、关元、天枢。

急性扁桃体炎：双侧角孙。

小儿癫痫：百会、崇骨、会阴。

小儿厌食：四缝穴、足三里穴。

小儿腹痛：中脘、足三里、内关。

【注意事项】

（1）在冬季为患儿施术时应注意防寒保暖，因施术时，患儿须解衣揭覆，裸呈于医生面前，方便治疗，冬季气温偏低，则应该注意“必于房中燃烧明火，使儿不致受寒”。切勿使患儿受凉，病上加病。

（2）使用爆灯火疗法时，用火不可姑息，不能因小儿哭闹而降低火力或减少施术穴位。因为小儿生病多因脏腑经络滞涩不通，挣扎啼哭有利于宣通营卫，对治疗有积极作用。但目前也有医家认为，小儿肌肤娇嫩，取穴宜少，以暗火法为佳，不宜用明火法。

（3）动作要做到轻、快、准，避免过度损伤皮肤。

（4）每一次点打时医生要稍压灯火片刻，待其热透。

（5）孕妇和精神病患者慎用。

（6）对于哑门、风府、面部、心脏周围、阴部等要害部位不宜选用或慎用。

（7）术后穴位处起水泡为正常，无须处理。若水泡较大，再点打时须另选穴位。若患者发生感染应及时处理。

（8）局部皮肤炎症、溃疡有伤口时暂不施术。

（9）施术宜隔日 1 次，若点打穴位严重感染，可适当延长间隔时间。

【相关介绍】

爆灯火疗法来源于民间，又有灯草灸、油捻灸、打灯火、发爆疗法等别称，其以简、便、效、廉等优势于民间相沿为用。爆灯火疗法最早可追溯到西汉时期《五十二病方》中关于“疣”的论述：“程取蔽蒲席若籍之弱，绳之，即燔其末，以久（灸）尤（疣）末，热，即拔尤（疣）去之。”其后，元代《世医得效方》言：“大灯草微蘸香油，于香油灯上点烧，于红点上焌爆。”已经可以看到爆灯火疗法的雏形。《本草纲目》中也有关于灯火灸法的详细记载：“灯火，主治小儿惊风、昏迷、搐搦、窜视诸病。”清代名医赵学敏于《串雅内编》中阐述道：“治小儿脐风，啼哭不乳，用灯火烧囟门、人中、承浆、少商穴各一下，绕脐轮烧六下，呈梅花形，屡效。”《理瀹骈文》中则以“灸、照、烧、爆”专篇论述灯火灸法。清代《幼科铁镜》中首创“十三”法主治小儿脐风。清·陈复正在《幼幼集成》中对其评价甚高，认为是“幼科第一捷法”，有疏风散表、行气利痰、解郁开胸、醒昏定搐之功，并发挥为“六十四燋”，遍及全身，并以“异授神火”，丰富了小儿治法。临床上用于治疗小儿流行性腮腺炎、小儿腹泻、小儿惊风等方面具有立竿见影的效果，是布依医得心应手的一种急救方法，在各地的使用十分广泛。

爆灯火灯芯草的制作：

选取鸭跖草、薄荷、观音草、射干水煎 30 分钟，待中药水冷后将灯草 10 根，每根约 10 cm，放入浸泡 24 小时。用时蘸桐油或生菜油。

爆灯火疗法的现代研究：

人体功能活动的联系与调节及其与外环境的平衡统一，主要是通过神经——体液调节机制来实现的。从现代机理研究来看，爆灯火疗法在临床上得到了广泛应用，其治疗原理较为复杂。爆灯火疗法对穴位的刺激，可以激发机体免疫系统，增强网状内皮系统的吞噬机能，提高机体的抗病能力；爆灯火疗法的火热之力刺激局部血管扩张、改善血液循环，促进炎症组织的代谢与吸收，而起到消炎的作用；爆灯火疗法可加速组织的再生，提高细胞的活力，降低痛觉神经的兴奋性。因此爆灯火疗法具有增强人体免疫力、消炎抗病毒及镇痛的作用。爆灯火疗法是一种轻微创伤性的疗法，通过对腧穴的刺激作用，激发机体免疫系统，且能抑制炎症病灶血管通透性增高，减轻炎症区组织过度水肿，促进血流中白细胞向组织间隙游离，增强网状内皮系统的吞噬功能，从而达到临床治疗的目的。

爆灯火疗法在儿科疾病治疗中具有操作简便安全、取材方便、辨证灵活、见效快、疗程短和治愈率高等特点，具有一定的推广价值。

12. 天泡灸疗法

【方法简述】

天泡灸疗法亦称天灸，是非火热灸法的一种方法，是利用某些有刺激性的药物经过捣烂调糊或特殊调配后，贴敷在人体某个特定部位或穴位上，使局部发泡以达到治疗目的的一种外治疗法。因无热源而又能引起局部皮肤有类似灼热、火燎之状，发泡形成灸疮，故又称天灸、自灸、冷灸等。本法流传已久，被广泛应用。早在战国时期的帛书《五十二病方》中，就有以“蓟”（芥子泥）敷“中颠”（百会）发泡，以治疗毒蛇咬伤的记载。而天灸一词首见于唐代孙思邈的《千金要方》，该书载有：“用旱莲草椎碎，置手掌上一夫，当两筋中（间使穴）以古文钱压之，系之以故帛，未久即起小泡，谓之天灸，尚能愈症。”总之这种将生鲜药物捣泥敷于穴位治疗疾病的方法在古代十分盛行。其中《神农本草经》《肘后备急方》《针灸资生经》《本草纲目》等均载有较多的验案。值得一提的是古人不仅应用该法治疗疮、疽、疣、痣等肌肉皮肤的外疾，还可用于治疗内症。

【治病原理】

天泡灸疗法的治疗原理主要是通过将有刺激性的药物贴于皮肤表面上，使皮肤局部血管扩张，皮肤上各种神经末梢进入活动状态，通过神经反射的作用，从而激发机体的调节功能，促进血液循环，改善组织器官的功能活动，达到防病治病的目的。布依医认为，利用有较强刺激性的药物置于局部皮肤使之起泡，通过刺激作用达到疏经通络、气血流畅、活血通脉、温经散寒、调理脏腑功能的效果，既能改善病情，又能提高机体免疫力。

【操作方法】

（1）常用的发泡药物有吴茱萸、威灵仙、毛茛、斑蝥、大蒜、白芥子、蓖麻子、白降丹、巴豆等。选其中的1味或复合使用亦可。

（2）根据病情的不同，选用不同的穴位，通常取阿是穴，摆好体位，暴露发泡部位。

（3）将制好的药饼敷于选取的穴位，如哮喘敷于天突穴或膻中穴；痹症敷于关节肿胀处等。

（4）盖好纱布，以胶布固定。由于不同敷药处的起泡时间不同，应仔细观察，待起泡后，即揭去敷药，再用消毒纱布包扎好，以防感染。

（5）发泡处的皮肤愈合复原后，根据病情的需要可再次进行发泡。

【主治疾病】

本法适用于内、外、妇、儿各科疾病的治疗，应用范围比较广泛，尤其是对于一些疑难顽症有独特的治疗作用。在布依族民间中，常用于治疗强直性脊柱炎、风湿关节炎、肩周炎、关节肿痛、肌纤维炎、坐骨神经痛、慢性肌劳损、牙痛、咳喘、局部癣病、过敏性鼻炎及五官科疾病等。治疗咳喘可选天突、定喘、膻中、肺俞、足三里等穴，轮流使用；治疗局部癣病、风湿关节炎、肩周炎、肌纤维炎、慢性肌劳损等症，多以局部取穴或选阿是穴，还可以治疗小儿消化不良、疟疾、黄疸、慢性支气管炎和妇女痛经等。治疗摆子症和牙痛可选额角或掌面腕横纹的中点；治疗小儿水肿可选涌泉穴。

【注意事项】

（1）操作前，首先要根据不同的病情选择发泡部位及药物，然后按照程序进行操作。

（2）由于发泡的药物多具有刺激性和腐蚀性，有些还有较大的毒性，对皮肤有一定创伤，所以发泡的药物禁止口服或在非发泡部位使用。外敷的范围不宜过大，药物贴敷后应立即包扎好，防止药物外溢或滑脱。

（3）贴敷的时间要掌握好，有轻微的痒痛感即可，勿长时间贴敷。

（4）发泡后水泡可以不挑破，数天后自行干结。但要注意局部清洁，最好用消毒纱布包扎，预防感染。如果水泡不慎破了，也可以外涂龙胆紫。

（5）如果病情需要在原发泡处进行第二疗程时，必须待发泡处皮肤愈合后再进行。

（6）在治疗一些急性或烈性传染病（如白喉）时，应配合应用抗毒素、抗生素等其他药物，疼痛明显时可以服一些止痛药物。

（7）由于发泡药物的刺激性，面部及会阴部慎用此法；亦不能接触眼部或黏膜等，以免受损害。

（8）治疗过程中注意饮食，忌肥甘厚味、辛辣生冷、鱼腥发物，避免接触冷水。

13. 神灯照法

【方法简述】

本法是布依医用以治疗疔、疮、癀、花等皮肤科、外科疾病的外治方法。使用特制的细药条点燃后，熏烤患病局部，通过烟气上熏，借助热光而起到治疗作用。本法与中医的艾灸法相似，所不同者是所用的材料和主治的疾病不同，目的性和针对性更强。

【治病原理】

本法是采用特制的细药条点燃后熏烤局部，起到药熏、热烤的双重作用，使药力直接作用于病灶及其周围，促进气血流畅，皮肤腠理疏通，对于肿疡发背初起，痈疽过用寒凉克伐药物而形成僵肿，以及麻疹水痘不易透发、疥疮等病症，确有疗效。

【操作方法】

药物：取雄黄、朱砂、血竭、没药各 3 g，麝香 0.5 g，共为细末。临用时以棉纸裹药末，捻为1寸长短的细药条，每根药条捻入药物1～2 g，以麻油浸透备用。

操作：取药条点燃，距患处半寸处由外向内圈式缓缓运行熏照，使疮毒随药气驱散而不至内攻和扩散。初用3条，逐渐增至5～7条，疮势缓和后再逐渐减量。每日照1次，当腐尽新生即可，重者不过6～7次。可外贴膏药，内服托里之药物以充分发挥效果。

【主治疾病】

神灯照法主要适用于痈疽发背，麻疹不透，疥疮；对口疮、乳癀、乳岩及各种无名肿毒，不论脓已成或未成，已溃还是未溃者均可，对于头面部难用艾灸及阴疮不能起发等情况更为适合。

【注意事项】

（1）神灯照的药捻须以油浸透，点燃时保持一定的光亮度，薰照的距离要适当，以有熏热感为宜，以便药力直达病灶。太近易灼伤局部皮肤。

（2）药条要适当捻紧，过松则药粉易掉。

（3）如果患者有感染发烧等并发症，最好配合药物治疗。

（4）医生要随时观察患者对治疗部位的反应，及时调整薰照的距离，防止灼伤。

（5）治疗时会产生烟雾，要注意室内空气流通。

【相关介绍】

神灯照法是自古流传至今的治疗方法，早在明清时期的医籍中已有记载。明代陈实功《外科正宗》记载："以棉花条裹药末，浸麻油后点燃，自外而内，周围照之，疮毒随药气解散，自不内侵脏腑。"清代祁坤《外科大成》中记载："神灯照法：治发背初起，七日前后，未成者自消，已成者自溃，不起发者自发，不腐者即腐，诚良法也。用朱砂、雄黄、血竭、没药、麝香为末，每用三分，棉纸裹药为捻，长七寸，麻油浸透，灼火，离疮半寸许，自外而内，周围徐徐照之。火头向上，药气入内，疮毒随火解散，自不内侵脏腑。初用三根，渐加至四五根，候疮势渐消渐减。"清代吴尚先的《理瀹骈文》中记载："神火照法：以蘸麻油点燃，自外而内周围照之，可以散毒气治痘，并一切肿毒。"

14. 接骨疗法

【方法简述】

骨伤科疾病是多发病、常见病。治疗骨折实际包括两个方面的内容，即手法（正骨法）和药物（布依外伤药）。传统布依医接骨的原则是“生命第一，功能第二，肢形第三”。凡遇骨伤患者首先是抢救其生命，然后努力恢复其骨骼功能，对肢形的要求只能排在第三位，这也是历史条件所限的一种优先选择法则。许多老布依医接骨手法之快捷，让人叹为观止。如今部分布依医已经能够借助现代的医疗设备，让复位更加准确，加上药物促进骨痂生长的优势，对骨折的治疗更是如虎添翼，大有用武之地。用传统正骨手法治疗骨伤科疾病在临床上取得了较好疗效。

【治病原理】

接骨疗法是针对骨折或关节脱位患者，在治疗时先将骨折和脱位处用手法进行复位，然后再结合小夹板固定，加上内服或外敷药物进行治疗的方法。与其他传统医学治疗骨伤相比，在接骨上更注重“接筋”和“养髓”，所以有“接骨先接筋，养骨先养髓”的指导思想。因此许多布依医的用药中强调要有接筋药、养髓药的应用。接筋的目的在于通气，并对肌体形成牵拉，恢复局部功能的正常运转，气血得行，便于断骨的接触而利于康复；而断骨的生长则需要骨髓提供丰富的养分，以骨髓为基础物质来共建生成结构（骨痂），进而修复断损的骨头。

【操作方法】

布依医的正骨方法一般包括比、揉、扯、压、斗、捏、夹、药 8 个程序。对于关节脱位只需要前 6 个程序。对于某些特殊部位的复位还创造了一些特殊的方法，如治疗胸椎骨折的“背椅法”、用于腰椎复位的“双胳膀悬吊法”、用于肩关节脱位的“悬梯移凳”等等。布依医在正骨上颇有心得，要求做到“手摸心知，耳听声出，手随心转，法从手出”。在实施正骨手法时要“手法轻柔，灵巧准确，动作迅速”。良好的闭合手法正骨复位，可为治疗骨折创造良好的条件。以下对8个基本程序作简单介绍：

（1）端比：端，是用手将伤处端起；比，是与正常状态和功能对比，或与健侧做比较。通过比较可掌握伤部的异常改变，以便于准确诊断与衡量矫正后的形征。

（2）揉摸：是在骨伤部位及周围揉摸，一方面能充分认准骨伤的类型和特征，另一方面也使患部气血得到缓和、舒通。

（3）扯拉：是将患肢或患部悬起后用力拉扯，使骨伤处的肌肉伸长，骨断端或错位处有一定的空隙，以便对位。

（4）按压：则是在骨伤两端扯长之时立即把突出的骨端压进原来的位置起到复位的作用。

（5）斗接：是在按压复位之时把骨头合拢对齐。

（6）捏合：是在斗接后用手指在骨伤处捏按使伤骨的复位完整，也使周围组织的气血调和。

（7）绑夹：在捏合之后，常用棉花、布片等作为软垫，然后用杉木皮，木板等作为夹板加绷带捆绑固定，以免活动错位而影响接骨效果。3~5天后可打开观察骨折部位的情况，如果正常还需继续上夹板一个月左右，若已错位则需重新斗接。对特殊部位的骨折采用特殊的固定方法，如颈椎部用平衡法固定；肩胛骨部位采用三脚架桥形方法固定；肩关节脱位用纱布包法固定；髌骨骨折用卷圈法固定等。

（8）用药：用药包括口服用药和局部用药两种，而局部用药可先将鲜药捣烂包敷后上夹板，也可用酒泡药后去渣取汁在上夹板后滴在患处。常用药物有苏木、黑骨藤、岩泽兰、观音草、血三七、接骨木、伸筋草、藤仲、杜仲、接骨丹、白薇、泽泻等，可以起到通气散血、续筋接骨、消肿止痛的作用。

【主治疾病】

主治骨折、骨节脱位。

【注意事项】

（1）医生应有跟师学艺的经历并具有一定的临床经验后方可施术。

（2）应当配合现代医学的检查手段来验证断骨的复位情况。

（3）患者在一定的时间内要卧床休息，不要急于活动以免影响效果。

【相关介绍】

（1）正骨手法整理

①基本手法：通过对骨折或骨伤疾病的诊断及检查，然后进行正骨复位。正骨手法有提、按、摇、摆、触、碰、挤、压、伸、拔、扣、端等10余种基本手法。

②各部位骨折复位基本手法。

肩与臂部损伤、锁骨骨折：将患臂上提、外展，肩胛骨内压，手扣锁骨折端，使骨复位，用绷带将手的尺侧缘抵住肩胛外缘，用力后伸、外展上提肩胛关节。

肩胛骨骨折：患臂抬高，上、下、左、右、挤、扣、压牵拉法，用绷带条经腋窝向健侧绷紧牵拉。

肱骨大结节骨折：用上提、下压、触、碰、挤、按、扣旋法。

肱骨上端骨折：用屈伸、牵拉、旋转、挤按法，以杉木皮，小夹板固定，用绷带将肩胛骨与肘关节上提吊挂法。

肱骨髁上骨及内、外髁骨骨折：屈伸、牵拉、扣挤、按压法。

尺骨、桡骨、骨干骨折：拔伸、分骨、骨拉，按折顶；柯雷氏骨折伸拉、扣撞椎板平骨；掌骨用挤、按法；手指骨骨折用拉、按扣法等。分骨牵拉尺骨近远端，两手上、下按压尺骨骨痂生长点用力，手心相应，使骨痂与纵垫分开；牵拉尺骨骨折近、远端；以推碰法使骨折断面对线对齐平骨复位；敷上外用药，尺骨与桡骨中心点上、下夹上分离板，以杉木皮小夹板固定。

下肢骨、股骨干骨折：用伸展牵拉，触碰对线牵引股骨粗隆间骨折、外展、内旋，按压以盆骨低压牵引。

髌骨骨折：用、捏、扣、按、压法。

膝关节脱位：采用上、下牵拉，上端上提、下按、牵屈曲膝关节顺利复位。

胫腓骨骨干骨折：采用上、下对牵，按、扣、挤法复位。

踝部骨折：采用小腿与足跟对牵上翻，按、扣复位。

距骨骨折与脱位：用牵拉、按压、扣法复位等。

内外踝骨折：用挤、压、扣法；踝关节脱位采用挤压、摇、摆法；趾骨骨折用按、压、拉送法。

颈椎骨与腰椎骨骨折：用上、下、对牵拉，推送、按、压法；骨盆骨折用分离对齐、挤扣、按压法。

小儿桡骨小头半脱位：不用麻醉即进行手法复位。医生一手握住小儿腕部，另一手托住肘部，以拇指在桡骨头部位，肘关节屈曲至 90 度，作轻柔的前臂旋后、旋前活动，反复数次，并用拇指轻轻推压桡骨头即可复位。复位成功的标志是可有轻微的弹响声，肘关节旋转、屈伸活动正常。采用上述手法复位，1 次治愈。嘱：不要再牵拉儿童胳膊，不可穿太紧或太小的衣服，避免患肢再次受到压迫。

各部关节脱位采用按、压、伸曲牵、拉法。

（2）接骨药物

①处方：苏木、黑骨藤、岩泽兰、观音草各适量、土狗（蝼蛄的别名，全书同）10 个。

用法：捣烂，敷患处。

②处方：藤仲 10 g、杜仲 10 g、接骨丹 10 g、白薇（鲜品）10 g、泽泻 6 g、野葡萄 2 g、童子鸡（7 周龄左右、体重约 2 千克即出场屠宰的肉用仔鸡，全书同）1 只。

用法：捣碎，敷患处。

③处方：接骨丹、美人蕉根、泡桐（黄花）树皮各适量。

用法：将药研细，兑酒热包，上夹板固定。

④处方：野花椒根、接骨丹、玉枇杷、散血草、车前草各适量，仔鸡 1 只。

用法：捣烂，敷患处。二十日以内愈。

⑤处方：腊梅根、四块瓦、水冬瓜根皮适量。

用法：加酒精度 30 度的白酒适量，捣烂，外包于骨折处。

说明：将上述药物打碎，用凡士林或醋或酒调匀，外敷患处。然后用杉木皮或杉木板，根据骨折部位制作各种式样的小夹板，对特殊部位的骨折，采用特殊固定的方法。如颈椎固定，用牵引沙包垫压平衡固定法；肩胛骨固定采用三脚架桥形方法固定；髌骨骨折用扣、提卷圈法固定；尺、桡骨和胫、腓骨骨折，采用分骨牵拉、按推、平骨、两骨中心点必须垫压夹齐分骨，外敷药物辅助使骨痂快速生长促进骨折愈合。

15. 拔毒根法

【方法简述】

本法是采用外敷拔毒药物拔出局部疮、脓的毒根，减少体内毒素的方法。医生借助铜铁、竹木、瓦石等器物刺入患者的疮肉内，将疮挑破，然后把备好的膏药贴上，疮疔即被拔出。属于布依族特色外治疗法之一。

【治病原理】

疔、疮之毒重者，好而复发，此为疔、疮毒根未出之故也。若不及时治疗，除去毒根，再发则根愈深而愈难治也。当此之时先拔毒根再行用药则病愈不再复发。

【操作方法】

方 1：用蓖麻子 1 粒去油，乳香 0.3 g 去油，共捣烂，用饭和为饼贴之，少时疗根拔出。

方 2：葱白加蜜槌融绒，将疔刺破敷之。如人行五里。其根自出。

方 3：红膏药，专治疔疮疡子及一切无名肿毒，用铜铁、竹木、瓦石等器物刺入疮肉。银朱粉 3 g，蓖麻籽 6 个，嫩松香 15 g、黄丹粉 3 g、轻粉 1.5 g，共捣如泥。如治疔疮，则用银针将疔疮头挑破，用此药作一小丸，如黄豆子大，安膏药上，当中贴之，疔即拔出。

【主治疾病】

主治各种疔、疮毒。尤其是反复发作者。

【注意事项】

（1）所用器具要严格消毒；

（2）操作过程中要尽量做到无菌，预防感染；

（3）已经发生感染且体温升高者，要配合相应的药物治疗。

【相关介绍】

用蓖麻子一粒去油，乳香 0.3 g 去油，共捣烂，有饭和为饼贴之，少时疗根拔出。

16. 拔罐疗法

【方法简述】

拔罐疗法，又称吸筒疗法，因为古人以兽角做罐治病，故古称角法。拔罐疗法是选用适量的罐形器具，利用燃火、抽气等方法排除罐内空气，形成负压，使罐吸附于腧穴或应拔部位的体表，使局部皮肤充血、瘀血，以达到防治疾病的目的的方法。

【治病原理】

以罐为工具，利用燃火、抽气等方法排除罐内空气，形成负压，使罐吸附于腧穴或应拔部位的体表，使局部皮肤充血、瘀血，达到舒通筋脉，止痛，排脓，消肿的作用，并能促进药物的吸收。

【操作方法】

（1）闪火罐疗法：将火苗点燃后伸进罐内，在罐的底部或中部旋转数圈迅速退出，另一手快速将罐扣在需拔罐处，即可吸住，操作动作要快。此方法由于罐内无火，比较安全，是最常用的吸拔方法，但需注意切勿将罐口燃热，以免烫伤皮肤。

（2）投火罐疗法：患者取坐位，医生右手持罐、左手拿纸点燃，投入罐内，趁纸在燃烧时迅速将罐筒罩扣在选定之穴位上，并稍加压，大罐筒吸附稳定后再放手。留罐 15～30 分钟即可取下选用阿是穴，即以痛处为穴。

（3）血罐疗法：是针具和火罐联合应用拔毒祛邪来年治疗疾病的一种外治方法。先用针浅刺拔罐部位，或用针刀破脓肿部位，然后用气罐拔出脓血，将毒血拔出取罐后擦适量药酒起到消毒和用药的双重作用。本法主要用于拔脓排毒，风湿痹痛等，其取效更快。

（4）游走罐疗法：将拔好的罐推动游走，边走边拔，至皮肤发红。施术之前先在受术部位涂上相应的药汁既取其药物作用又取其润滑效果。热罐、冷罐、气罐、火罐均可。主要用于腰、背、大腿等宽阔部位。主要用于风湿痹痛，筋骨扭伤，劳损等病。

（5）药罐疗法：药罐是把罐、药同用以提高疗效的方法。患者取卧位或坐位，但穴位必须朝下，选用气罐，先将顶部塞住，将药液倒入罐中，将药罐顶紧穴位后，患者翻转使穴位朝上，此时药罐之药液在罐的下位与穴位相接触，然后用大号注射器装上针头，穿通罐之橡皮塞，抽取罐内之空气，使患者有药罐吸附感，从罐顶抽气造成负压使药罐牢固地吸在皮肤上，若一次抽不完罐内之空气，可拔出针头，作重复抽取，直至罐吸附住皮肤。留罐半小时以上。

【主治疾病】

拔罐疗法的应用范围十分广泛，在临床上早已从早期的疮疡发展到用来治疗包括内科、外科、妇科、儿科、皮肤科及五官科等多种疾病，无论是内科的头痛、腹痛、胆绞痛、风湿痛等，还是外科的急性腰扭伤、慢性软组织损伤等，都可以用拔罐疗法取得立竿见影的疗效。

一般多用于：风寒湿痹、腰背、肩臂、腿痛、关节痛、软组织闪挫伤、扭伤、伤风感冒、头痛、咳嗽、哮喘、胃脘痛、呕吐、腹痛、泄泻、痛经、中风偏瘫等。

【注意事项】

（1）拔罐时室内须保持温暖，避免风寒侵袭。

（2）操作时避免烧灼罐口，仅防烫伤皮肤。同时注意拿稳火，不要把火掉在患者的身上去了，以免烧伤患者。

（3）拔罐时要选择适当体位和肌肉丰满的部位。若体位不当、移动，骨骼凸凹不平，毛发较多的部位，火罐容易脱落，均不适用。

（4）拔罐时要根据所拔部位的面积大小而选择大小适宜的罐。操作时必须动作迅速，才能使罐拔紧、吸附有力。

（5）操作时必须动作迅速，准确，注意安全。使用多罐时，罐距不宜太近，以防互相牵拉产生疼痛或脱罐。

（6）在应用走罐时，罐口应光滑，不宜吸拔过紧，不能在骨突出处推拉，以免损伤皮肤。

（7）若烫伤或留罐时间太长而皮肤起水泡时，小的无须处理，仅敷以消毒纱布，防止擦破即可；水泡较大时，用消毒针将水放出，涂上碘酒或龙胆紫药水，或用消毒纱布包敷，以防感染。注意不要把水泡外皮扯掉（严重者到医院）。

17. 刮治疗法

【方法简述】

刮治法是用一定的工具，蘸油或清水等在体表的一定部位进行反复的刮动、摩擦以治疗有关疾病的外治方法。刮治法在我国多个民族中都有使用。布依医刮治法主要用于痧类疾病的治疗，因此也称为“刮痧”。痧类疾病是以头痛、身痛、恶心、呕吐、腹痛、腹泻为主症的一类疾病，根据临床表现或刮治时出现的不同颜色又分为红痧、青痧、羊毛痧、冷痧、绞肠痧等。布依医治疗痧症的主要方法有刮痧、放痧和掐痧，刮痧列为首选。根据所有工具的不同，一般分为姜片刮、铜钱刮、牛角刮、骨刮等。

【治病原理】

刮治法是采用适当的药物和器具（姜片刮、铜钱刮、牛角刮、骨刮）在选定的部位上进行刮擦，以达到疏通筋脉、刺激穴位、赶出毒素的治疗方法。刮痧疗法作用于皮肤，《素问·皮部论》曰：“皮者，脉之部也。邪气客于皮，则腠理开，开则邪气客于络脉；络脉满则于经脉；经脉满则入舍于腑脏。”临床中“内病外治”或“外病外治”治则治法的确立皆立足于此。《景岳全书·杂证谟》

记载："盖以五脏之系，咸附于背，故向下刮之，则邪气亦随而降……虽近有两臂刮沙之法，亦能治痛，然毒深病急者，非治背不可也。"五脏六腑在背部均有与之对应的背俞穴，为脏腑经气输注和汇聚之所，刮痧可通过外治来发挥通气散血、发汗表毒、舒筋活络、调理肠胃等功能。刮治后可使各架组污浊之气通达于外，促使周身气血通畅，祛毒外出。根据现代医学分析，本疗法首先是作用于神经系统，借助神经末梢的传导以加强人体的抵抗力。其次可作用于循环系统，使血液回流加快，循环增强；淋巴液的循环加快；新陈代谢旺盛。据研究，本疗法还有明显的解热镇痛作用。此疗法长期为民间所喜用，方便易行，副作用小，疗效明显，具有独特的优势。尤其在边远山区，医疗条件相对落后，不能及时服药和有效的治疗时，更能发挥此疗法的作用。

【操作方法】

用铜钱或相应刮具蘸桐油（或菜油）、药液，在脊柱两侧、胸部肌肉丰厚处，头顶、前额、鼻梁、后项、腹股沟、四肢内侧等处进行刮治，一般是从内向外或从上向下刮，力量适度，刮至该处出现暗红色瘀点或瘀斑即可。亦可用生姜块进行刮治。

刮治法因使用的器具不同分为姜片刮、铜钱刮、牛角刮、筷子刮、麻丝刮和动物刮等，因用的润滑剂不同而又可分为清水刮、药汁刮、醋汁刮和油刮等，一般是用器具蘸上润滑剂在选定部位从上往下刮数次。刮的主要部位和穴位有头顶（百会穴）、太阳穴、印堂穴、鼻梁骨、风府穴、两肩（从发际至肩）、风池穴、膻中穴、前胸、背膀（肩胛）、脊椎、羊子窝（腹股沟两侧）、上肢（曲池穴至手腕）、下肢的脚弯（委中穴）等。并可根据病症的具体情况选用不同的药汁作为润滑剂从而起到双重作用。

（1）姜片刮是用姜片为刮器，有助于散风冷之毒。采用姜汁也为其理。

（2）铜钱刮是以铜钱为刮器，取其重镇的作用。

（3）牛角刮是用牛角斜切后加工光滑，其基部作利器，其角尖部还可作为按摩之用。也可将牛角加工成为各种刮板使用。

（4）骨刮则是采用马的肋骨为刮器，因其刮面宽，双手操作而较为省力。

【主治疾病】

刮治法具有疏通筋脉、发散风寒、祛风定痛等作用，常用于治疗中暑、感冒、伤食呕吐、疳积、小儿痉挛疼痛、头痛、头晕、发烧、各种痧症及风气（风湿）筋痛，肌肉疼痛等。

【注意事项】

（1）刮治时要掌握手法轻重，由上而下顺刮，并时时蘸植物油或水以保持润滑，避免刮伤皮肤。一般以发红为度，过则易致皮肤损伤。

（2）注意清洁卫生和环境温度。

（3）治疗时，要注意室内空气流通，如果天气转凉或天冷时应用本疗法，要注意避免感受风寒，导致病情加重。

（4）凡危重病症，如急性传染病、重症心脏病、高血压，中风等，有条件的应及时送往医院治疗，禁用本疗法。

（5）凡是刮治部位的皮肤有溃烂、损伤，炎症均不能用本疗法。饱食或饥饿时以及对本疗法恐惧者均不宜使用。

（6）刮治工具必须边缘光滑，没有破损。

（7）患者的体位可以根据需要而定，一般有仰卧、俯卧，仰靠等，以患者舒服为宜。

（8）刮完后应擦干油或水渍，并在青紫处抹少量祛风油，让患者休息片刻。

（9）刮治后患者不宜发怒、烦躁或忧思焦虑，应保持平静，情绪稳定。同时，忌食生冷瓜果和油腻食品。

（10）刮治过程中，患者若出现冷汗不止、脉象沉浮等情况，应停止刮治，并及时治疗，防止意外的发生。

【相关介绍】

刮痧疗法对伤风感冒引起的发烧，多种疼痛具有显著疗效。所用器械可就地取材。器具：碗 1 个，红铜钱（也叫刮痧钱）1 个。如一时找不到铜钱，用生姜一坨亦可。方法：碗里加冷水半碗，挟一坨烧红煤炭放入水里，铜钱或生姜蘸炭水对所选穴位往一定方向刮之。功能：舒筋活血，祛风、镇痛，发散风寒、疏通周身血脉。主治：头痛、头晕、发烧、伤风、风气筋骨、内疼等症。

刮痧疾病谱分布范围广泛，不仅用于治疗皮肤肌肉疾病，还可治疗各类脏腑疾病，为“内病外治法”的典型代表。刮痧疗法在儿科也应有广泛，据文献报道，儿童疾病主要集中在呼吸系统疾病、消化系统疾病和泌尿系统疾病，呼吸道感染、发热、小儿遗尿较为多见，其他如肺炎，咳嗽，扁桃体炎、腺样体肥大、夜啼等也有报道。

18. 热熨疗法

【方法简述】

是将药物炒热后，用布包裹，熨摩人体肌表某一部位，并施加移动，以收到祛风、散寒、止痛、活络等效用。适当的器具配上合适的药物以热熨病变部位的一种物理疗法，简单、经济、实用。根据选用材料的不同，热熨法可分为水熨法、酒熨法、盐熨法、药物熨、麦麸熨等。①酒熨：将酒加热至一定程度敷在患处或身体表面，可治疗发热、痛症、气滞等疾病。②葱或葱盐熨：适用于腹痛、腹泻、消化不良等疾病。③药物熨：所选用的药物一般为辛香温热的药物，辛香开窍更有利于药性的发挥，如小茴香、吴茱萸等，将药物放入药包加热 30 分钟，待温度适宜后，敷在患处或穴位上，每次 15～30 分钟，7 天为 1 个疗程，可治疗虚寒性疾病。④麦麸熨：将麦麸炒热装布袋内，敷患处，适用于食积胃痛，胸胁胀痛。⑤蚕沙熨：取蚕沙、盐数克炒热，装袋后熨腰背胸腹四肢，适用于遍体风疹、皮肤痒痛等症。⑥蚯蚓熨：取鲜荆芥、鲜曼陀罗花、蚯蚓数条捣烂，置于胸椎上，上覆一层布，用热水袋熨 30 分钟，适用于气管炎、哮喘等症。

【治病原理】

热熨法是通过中医辨证施治或布依族“以热治冷，冷病热治”的原理，用适当的器具热熨局部，以温散冷毒，化积通气，辅助内能，促进康复的治疗方法。

【操作方法】

（1）热巾熨法：本法的器具简单，操作方便，但要不断更换。一般是用毛巾两块轮换使用，用时把毛巾用热水浸湿于局部热敷，凉后换另一块毛巾。本法的保温时间较短。

（2）热袋熨法：缝制布袋二个，临用时取食盐或麦麸炒热，有的地方用陈年干土用砖捣为粗末，包于布袋之中置局部进行热熨，两个布袋交替使用。本法保温时间相对较长。在条件差的情况下，还可用草鞋在火上烤热后垫上一层布在局部进行热熨的方法。总之热熨的用具繁多，可因地制宜，就地取材。

热熨法操作步骤与要求：1. 施术前准备：①药物：根据疾病辨证处方用药。②器具：电磁炉 1 个、炒锅 1 个，或微波炉 1 个，双层纱布袋 1 只，大毛巾 1 条。③环境：环境清洁卫生，室内安静，温度适宜。④体位选取患儿舒适、医师便于操作的治疗体位。⑤部位根据病症选取适当部位。⑥术前护理备齐药物及器具：对大龄患儿做好心理护理，说明治疗的意义和注意事项，进行精神安慰与鼓励，消除患儿的紧张、恐惧情绪，使患儿及家长能积极、主动地配合操作。婴幼儿由家长协助固定好热熨部位。2. 施术方法：将药物放入锅中，混匀，文火炒至 60 ~ 70 ℃，装入布袋，将袋口扎紧；或者将中药和青盐一起放入布袋中，置于微波炉内加热。用大毛巾捂住药袋保温。热熨时药物约 50 ~ 60 ℃，放于患处热熨 15 ~ 30 分钟，若药物冷却可再炒热继续熨敷。

【主治疾病】

本法可用以治疗风寒湿痹、脘腹冷痛等症，临床上可用于感冒，头痛，鼻炎，目内红肿疼痛，瘀血凝结、挫伤岔气、关节疼痛、妇科炎症等多种疾病。如感冒时鼻塞流涕、头痛身痛、咽喉肿痛、发热恶寒及时用热毛巾敷头部、口鼻部、胸背部使周身津津汗出就会起到一定的治疗效果；急性妇件炎、盆腔炎、腰腹疼痛、带下量多采用腰腹部长时间的热熨治疗可使大部分病人不用药而减轻甚至痊愈；一些胃胀腹痛者在脘部采用热熨，可达到胀消痛止的目的。

也可用于治疗卒中厥逆、小便不通、阴症、疫病初发等病症。如《医学纲目》在治疗中暑昏迷急症时，直接用衣服蘸热汤，熨烫神阙和气海穴，直到腹部感到温暖，病人便能渐渐清醒过来；倘若情况紧急又没有热汤，还可以拿路边晒得发烫的泥土熨烫脐部，待温度变凉再行更换；或者将晒热的泥土围脐中一圈，在脐中撒尿来代替热汤的作用，同样能起到治疗效果。病人苏醒后再配以白虎汤等清暑热汤剂以巩固治疗。再如《急救广生集》记载的治疗鼻衄不止病症，将草纸叠十余层，用井水打湿，贴在头顶心，用热熨斗熨烫，以病人感觉微热为度，持续熨烫一段时间，鼻衄即止。

【注意事项】

（1）本法多用于冷性质的疾病，对于热性质的疾病则不宜采用。以免起到火上浇油的不良后果。

（2）药袋应保持适当的温度，温度过高时可在药袋下加布垫，温度过低时要及时更换热药袋。

（3）用时须注意勿烫伤皮肤。

（4）寒冷季节作热熨治疗时，应注意室内温度，防止受寒感冒。

（5）对体弱患儿，应当逐渐加温，以防患儿不耐受致病情恶化。

（6）热熨前局部可涂层薄油脂保护皮肤，操作过程中要经常检查热熨袋的温度是否适宜，熨包是否破漏，患儿的皮肤是否潮红、水泡、烫伤等。若有烫伤，局部涂以治疗烫伤的药物。

（7）操作过程中，要注意患儿是否有头痛、头晕、恶心、心悸等症状，如有不良反应，应立即停止治疗。

（8）热熨后当避风保暖，静卧休息或在室内散步。

【相关介绍】

热熨疗法因简便、实用在民间使用相当广泛，使用器具也不拘一格，以身边能够方便取到的保温作用较强的物件为用，如柚皮、草鞋等经烘烤后均可使用。

19. 药物洗浴法

【方法简述】

洗浴法包括“药浴法”和“药水冲洗法”，因两法经常合用而合并介绍。本法一般是将草药煎成的药汤，过滤后倒入盆内，用以洗浴浸泡全身或局部，以起到解毒、杀虫、消肿、止痒等作用。对于局部有创伤或不方便药浴的情况则用药液进行冲洗以达到消毒和治疗的目的。瑶族的药浴众所周知，而布依族药浴的使用同样广泛。

【治病原理】

热水浴本身就有消除疲劳，促进新陈代谢的作用，而药浴在此基础上加上药物的作用能达到更好的效果。针对不同的疾病选用不同的药物使其应用更加广泛，而人体在热浴中毛孔张开血液循环加快有利于药物的吸收是其效果显著的重要原因。冲洗法以温热的药水冲洗其作用机理与药浴相似但强度弱一些，但在不具备药浴的条件时也不失为一法，特别是对于局部有创口、有脓液、有腐肉的情况则有特殊的优势，既可避免交叉感染，又可清创消毒，还能发挥相应的化腐生肌、消肿止痛等方面的作用可谓一举多得。

【操作方法】

药浴法一般是根据患者的病情，确定所用的药物品名和药量，然后将药物煎熬成药汤并进行过滤，倒入洗浴的盆中，保持温度在 30 ~ 35 ℃以内，患者进入浴盆内洗浴、浸泡全身或局部。一般洗浴的时间 25 ~ 30 分钟为宜，具体时间根据患者病情不同来定。对于一些有皮损的局部疾病多采用药汤冲洗。方法是将药液置于一壶中对局部进行缓缓冲洗对于有化脓或腐肉的情况还可同时用棉球蘸药液清洗创口。

【主治疾病】

药浴法主要用于风湿麻木、偏瘫、大面积的皮肤病、风湿性关节炎风寒感冒冻疮等疾病的治疗。药水冲洗法则主要用于局部的疮、花、癣等病的治疗，如有些布依医治疗化脓性骨髓炎时用药液反复冲洗溃口等手段，而且效果良好。

【注意事项】

（1）药浴法应注意温度的掌握，并注意补充热液以保持温度，或加热再用。

（2）根据病情的不同选用相应的药材。

（3）药水冲洗法所用药液为新制，用前煮沸消毒，以防因用变质或受污染的药液导致局部感染。

（4）治疗时注意外部环境，天气不宜过冷，否则易感冒。

（5）药物的选择和煎煮要注意，药物煎煮加水要适量，过多则浓度降低。煎煮的时间要根据药物的性质而定，芳香性药物一般煮沸 5 ~ 10 分钟，块状和根茎类药物则需煮 30 分钟。

（6）药液温度要适宜，防止烫伤皮肤。

（7）外洗后要用干毛巾擦干患部，要注意避风和保暖。

（8）妇女经期和妊娠期不宜用此法坐浴和洗阴部。

（9）全身洗浴时要注意患者异常反应，以免发生意外，如血压升高、昏厥等。

【相关介绍】

以下介绍一些洗浴法的验方供读者参考。

（1）治风湿性关节炎：红禾麻（荨麻科植物荨麻）、桑寄生各等份，水煎为汤供患者沐浴之用。

（2）治跌打肿痛：取岩五加、刺五加、透骨丹（凤仙花根）、八角枫叶枝各等份适量，煮水洗伤处，可消肿止痛。如全身重伤可加重药量煮水放木槽内浸泡全身。

（3）治脚汗：用萝卜皮 250 g，煮水，趁热泡洗脚。每日 1 次数次止汗。本方如改用白萝卜 500 g，切片水煎洗脚，每日 1 次，可治脚气。

（4）治虫积：蛇床子苦楝皮各 16 g，水煎，临睡前洗肛门。

（5）治盗汗：桃叶适量，水煎洗澡。

（6）治脚气肿胀：用杨柳须根、土一枝蒿、威灵仙各等份，煮水。趁热洗浴，并浸泡双脚，可消肿。

（7）治冻疮：取干辣椒 16 g 煮水趁热洗患处，并浸泡，可治冻疮，止痒。

（8）治疗过敏性皮肤病（风疹）：取新鲜韭菜叶 150 g、紫背浮萍适量共切碎，加入清水 1000 ml 共煎 15 分钟后带渣倒入浴盆中，每天洗浴 2 次。又方：取雄鸡毛一束煎煮后倒入浴盆中日洗 2 次。此二法对生漆过敏性荨麻疹、花粉过敏等过敏性皮肤病都有较好疗效。

（9）神经衰弱：取海带 30 g 切碎，生龙骨 60 g 捣绒，加水 500 ~ 1000 ml 煎煮 30 分钟，带渣倒入浴盆中，临睡前浸浴 15 分钟。本法具有镇静安神的作用，对于神经衰弱所致的失眠有明显疗效。

（10）血热型寻常型银屑病：消银药浴方：苦参 30 g、蛇床子 30 g、乌梅

30 g、白鲜皮 30 g、大黄 15 g，将上述药物采用无纺布袋扎紧后煎煮 15 分钟，随后将其倒入浴盆之中并向其倒入适量温水以保证能够完全浸泡躯体以及四肢，水温控制在 40 ℃左右，可采用毛巾轻轻擦拭但避免用力搓洗，药浴时间以 0.5 小时为宜。

（11）外感发热高热难退：可取银翘散煎煮为汤药，药渣以纱布包裹，放入浴盆，药汤倒入浴盆，取适量水兑入，水温 40 ℃左右，浸泡 20 分钟。浸泡之前建议患儿饮用适量温水或稀粥，以助药力。

20. 佩戴疗法

【方法简述】

佩戴法，其意为通过佩戴药物以隔离外来毒物。本法是一种将药物佩戴于患者身上或缝置于衣帽之中，通过药物散发出来的气味布于近身体的空间并吸入口鼻，以达到预防和治疗疾病的目的。在布依族民间有着十分广泛的应用，是常用的特色的外治法之一。本法主要用于小儿，也可用于成人。

【治病原理】

通过适宜的方法把药物佩戴于人体上，使药物散发出来的气味布于身体四周以抵御外毒素，并通过将药物吸入口鼻，使药物进入患者呼吸循环系统，从而可以达到预防和治疗疾病的目的。这种方法又称为“隔药”法（隔药意为隔阻邪毒，避虫蛇）。

中药佩戴法通过中药挥发的气味，通过口鼻黏膜、肌肤毛窍、经络穴位，经气血经脉的循行而遍布全身，起到调节气机、疏通经络的作用，使气血流畅、脏腑安和，从而增强机体抗病能力，起到防病保健作用。早在殷商甲骨文中即有熏燎、艾蒸和酿制香酒的记载；《山海经》曰：“佩之可以已疠”；屈原在《楚辞》中写道：“扈江离与辟芷兮，纫秋兰以为佩”，记载了人们以香草作为佩戴物。古人此时期已认识到使用芳香之品可防御疾病。汉代已出现使用香囊进行避秽、防御疾病的记载。《本草经疏》言："芳香之气，能避一切恶邪。"直言芳香之品可以避秽浊。香囊于明清时期发展顶峰，具有材质各异、种类繁多、形状不一、功效齐全等特点。

不同药物组成发挥的作用各异，以芳香辟秽、祛邪解毒药物为主可预防感冒，以开窍宁神、安神定志为主则防治失眠，以芳香醒脾、助运开胃为主以防治厌食等。因药物浓郁的香味在人体周围可形成高浓度的小环境，能够刺激鼻黏膜，使鼻黏膜上的抗体——分泌型免疫球蛋白A含量提高，有较强杀死病毒的能力。小儿佩戴香囊或置于衣兜、枕边，对于流感、水痘、流行性脑膜炎、麻疹、流行性腮腺炎等传染病以及慢性呼吸道及消化道疾病均有一定的预防和辅助治疗的功能。

【操作方法】

把选定的药材加工成适当的细度后装入特制的布袋或香囊中，并佩戴于胸前，数天后更换一次。或将药物装入特制的小儿肚兜中或缝装在小儿的帽檐上。如预防感冒通常用艾叶、白芷、姜、藿香等药；防治小儿"半天症"则常用铁线莲缝在小儿帽子前沿；治疗小儿受惊吓用仙人架桥、马蹄草、夜关门加上几粒米来佩戴；用山慈菇、蜘蛛香等治疗腹痛；用雄黄治疗钢蛇症；用菖蒲治疗心痛症等。

【主治疾病】

本法适用于预防感冒，治疗小儿惊骇，腹痛等症。也可用于治疗小儿疳积。

佩戴法中如果使用芳香药物，能借其清气之正，鼓舞人体的正气，辟除秽浊邪气，从而达到保健防病的目的。芳香性中药有"通经走络，开窍透骨"的作用，药物挥发之气味作用于口鼻、肌肤、经络穴位，经过气血经脉的循行而遍布全身，从而达到防治疾病的效果。现代药理研究也表明，香佩疗法所精选的药物多含有挥发油类物质，具有消炎、抗菌、抗过敏及提高机体免疫能力改善血液循环等作用。

小儿脾常不足，脾主运化，胃主受纳。脾气以升为贵，胃气以降为和。脾胃为后天之本，是气机升降之枢纽。湿邪易困脾胃，阻滞气机，从而影响脾胃升清降浊的功能，临床上常见脘腹胀满、呕吐反酸、纳谷不香、身倦乏力、大便溏薄等症。脾喜芳香，香能入脾。而苍术、白术、藿香等药物，芳香之气可入脾，甘美之味可养脾。芳香之物善入脾胃经，又因其性散达，有辟浊除秽、行散走窍之功，故能疏通气机，开窍启闭，苏醒神志，人心脾而使神志畅达，产生愉悦之感。恰如唤醒昏睡之人，引动其气机运转周身，恢复神志，受困之脾在芳香之物的作用下清阳重升，脾气运转自如，即得“醒脾”，恢复脾胃运纳升降之常。

【注意事项】

（1）小孩在成人指导下使用，切勿入口。

（2）使用者是否有过敏性疾病，所选药物中是否含有让使用者过敏的药品；如果使用后有过敏或不适，应该及时去掉香囊，找出原因和采取对策。

（3）佩戴的药物不可受潮，受潮后药效会降低或丧失，此时应及时换新。

（4）所选药味不同而具有不同的功效，要对症应用，不可盲目。

（5）药物在常温下可以持久释放香味，遇到高温会加速药味释放、挥发，或破坏部分药效。

【相关介绍】

现代研究认为，佩戴法防病原理，中药香囊里的中草药浓郁的香味散发出来，在人体周围形成高密度的小环境，而中药成分通过呼吸道进入人体，中草药气味能够兴奋神经系统，刺激鼻黏膜，使鼻黏膜上的抗体—分泌型免疫球蛋白含量提高，不断刺激机体免疫系统，促进抗体的生成，从而提高身体抗病能力。运用佩戴疗法治疗小儿反复呼吸道感染、鼻炎、厌食等症，临床效果好。

21. 兜肚疗法

【方法简述】

兜肚疗法，又称肚兜疗法，是指将保暖御寒制品制成肚兜，或将药物研为细末，置于可密封的布袋中，做成肚兜，挂吊在胃脘及腹部，直接紧贴皮肤的一种治疗方法。

【治病原理】

中药肚兜可根据疾病的性质，根据辨证选药的原则来选择药物，将所选药物粉碎成细末缝制成肚兜，使药物能直接作用于胃脘（上腹）部，使药物气味通过皮肤毛孔吸收达到治疗目的。

【操作方法】

把选定的药材加工成适当的细度后装入特制的布袋或香囊中，并佩戴于胸前，数天后更换 1 次。或将药物装入特制的小儿肚兜中或缝装在小儿的帽檐上。如预防感冒通常用艾叶、白芷、姜、藿香等药；防治小儿“半天症”则常用铁线莲缝在小儿帽子前沿；治疗小儿惊骇用仙人架桥、马蹄草、夜关门加上几粒米来佩戴；用山慈姑、蜘蛛香等治疗腹痛；用雄黄治疗钢蛇症；用菖蒲治疗心痛症等。

【主治疾病】

本法可用于小儿腹痛，慢性胃炎，调经，赤白带下，腰腿酸痛，子宫寒冷，男子肚腹畏寒、遗精、白浊、疝气等虚寒病症。

【注意事项】

（1）药物不可太细，以防药粉外漏。

（2）注意对症下药，一般多选用含挥发性成分的药材，即辛温芳香走窜之品。

（3）本法主要用于小儿，也可用于成人。

（4）用药时间一般较长，不可操之过急，一般每月换药 1 次，连续使用数月。

（5）若出现急危重症，要采取相关的措施，或直接送医院治疗。

【相关介绍】

兜肚疗法在慢性胃炎的治疗中有较好的辅助治疗效果，特别是对胃寒疼痛的治疗及预防发作显著疗效。肚兜疗法制作简单，也易于掌握，完全可以日常生活化管理，这对中老年尤其老年人胃寒型胃脘痛病人来说是十分适宜的。特别是在秋冬季节及至初春，运用兜肚疗法治疗胃病的病人就十分乐意接受这种治疗方法。肚兜分为普通肚兜、中药肚兜两种。普通肚兜可选用棉花、丝绵、狗皮等材料制成大小适宜的肚兜。

如种子兜肚方，用大茴（炒）、小茴（炒）各 50 g，附子 100 g（酒煮烧灰），丁香、五味子各 50 g，升麻、木香、甘遂各 12 g，沉香 0.3 g，麝香 0.9 g，放在搓烂晒干的艾叶中间，共置于棉布内，密封，制作成兜肚，用时放置丹田上，昼夜缚定，1 ~ 2 个月后去之。能温肾壮阳，可用于调经，赤白带下，腰腿酸痛，子宫寒冷，男子肚腹畏寒、遗精、白浊、疝气等虚寒病症。

治寒性胃痛方：荜茇、干姜各 15 g，甘松、山柰、细辛、肉桂、吴茱萸、白芷各 10 g，大茴香 6 g，艾叶 30 g，共研为细末。用柔软的棉布做成 20 cm 见方的肚兜，将药末放于兜内，置于胃痛部。1 个半月为 1 疗程。功能温中散寒、理气止痛。适用于脾胃虚寒而胃脘隐隐作痛，得食则缓，泛吐清水，胃部有冷感，喜温喜按者。

22. 熏蒸疗法

【方法简述】

熏蒸法是利用药物燃烧时产生的烟气，或煎煮沸腾后产生的蒸汽来熏蒸肌肤以达到解毒止痒，除痛活络，透疹消肿等作用。根据病情的不同可选用与之匹配的药物，使用此法时可以全身熏蒸，也可以局部熏蒸。熏蒸法有悠久的历史和显著的疗效，而现今在民间的使用亦广。

【治病原理】

用药液蒸汽对患者进行熏蒸，药效成分可随药物蒸汽经呼吸道和扩张的毛孔进入体内。布依医认为毒是致病的重要因素，无论是外来的致病因素，或人体积蓄的代谢废物、病理产物等都可以变成毒素进而危害人体而产生疾病。因此“毒”是多种疾病的总病因，治疗首当驱“毒”。熏蒸疗法的核心就是驱“毒”，辟“毒”，是布依医外治法中独具特色的一种。本法集药疗与热疗的双重效果以达到表出毒素，疏通经脉，祛风除湿、消肿止痛等作用。由于适宜的温度和药物配合使皮肤肌肉的毛细血管扩张，加速血液循环使体内毒素随汗、尿、泪、涕排出体外，促进新陈代谢，使人体的肌肉、筋脉、气血、汁水得到净化，从而使肌肤、韧带、肌腱、筋骨、血脉等的阻碍解除，身体协调而通畅，使人体恢复正常功能，进而达到治疗和保健的目的。

中国熏蒸疗法最早见于汉代，长沙马王堆汉墓出土的《五十二病方》已经记载有用韭和酒煮沸，以其热气熏蒸，治疗伤科疾病。《内经》记录了用椒、姜、桂和酒煮熏治以治疗关节肿胀、疼痛、伸屈不利等痹证。其后历代相传习用，其治疗范围不断扩大，至清代吴尚先《理瀹骈文》中记载熏蒸方药20余首，涉及多种疾病的治疗。钱秀昌在《伤科补要》中更为详细地记载了熏蒸疗法的具体操作方法。熏蒸的方法可以起到疏通气血、活血化瘀、祛风寒湿邪等功效。本疗法为医家所常用，是一种有开发前途的外治疗法。

【操作方法】

首先安放一口大铁锅，锅中加入药物和水，锅上放置一块木板或木凳，患者除去衣物坐于其上，四周用棉被包裹严实，仅仅头部在外，以防药汽泄露。然后把砖块烧红后放入锅中使药液温度升高放出蒸汽，若汽量不足的话再加热砖，至患者汗液出透为度。注意温度不宜突然升高，要逐渐加温，以患者能够耐受为度，根据病情的不同和患者体质的不同调整熏蒸的时间。局部熏蒸时，可以只让患者的患病部位置于容器中，离药液一定距离，上面可以覆盖一条毛巾，以防药液蒸汽外透，进行熏蒸。

在城市可制一专用的蒸汽箱，煮沸药液并将蒸汽引入蒸汽箱中。患者脱去衣物后在箱中接受熏蒸治疗，现已实现在熏蒸机中熏蒸。由于区域的不同，具体的熏蒸方式、演进形式稍有差异，但都是使用习用的器具，加入各种治疗疾病的药物，通过加热产生的药物蒸汽和药液来治疗疾病。熏蒸疗法熏蒸工具常用木桶和木凳，木桶做全身熏蒸时使用，木凳在全身熏蒸和局部熏蒸中均可使用，木盆为局部熏蒸的常用工具。

【主治疾病】

本法可治疗多种常见病和多发病，尤其对急、慢性风湿性关节炎，类风湿性关节炎，肩周炎，痛经，闭经，韧带撕裂，水肿，上呼吸道疾病疗效显著。而且，本法对于人体保健，消除疲劳，消除黄褐斑、雀斑、青春痘，减肥均有突出的疗效；皮肤癣疮，及小儿麻疹出不透等疾病。同时，随着现代生活节奏的加快，越来越多的人处于亚健康的困扰之中。人们愈发重视养生及疾病的预防，开始寻求传统的治未病的保健方法。布依医的熏蒸疗法借助于热气的熏蒸药物作用于人体体表，通过人体的经络系统达到疏通气血、活血化瘀的作用，从而改善人体的健康状况。所以熏浴不仅能缓解人们身体的疲劳，还能预防治疗风湿类疾病，在药浴水中加入适当祛风湿药物，也能预防疾病如痹症的发生。

【注意事项】

（1）恶性肿瘤、癫痫、急性炎症、肺心病、孕妇、高血压患者、年老体弱者等禁用此法。

（2）注意掌握好温度和时间，勿使太过伤人。

（3）根据病情选用对症的药物，不可一概而论。

（4）采用全身室内熏蒸者要注意室温，随时观察患者情况，尤其是在炎热的季节，以防汗出过多，室内晕厥。治疗后应适当休息。

（5）局部熏蒸时，患部与药液之间要保持一定的距离，以温热舒适为度，以防烫伤。

（6）严寒季节使用本法，要注意保暖，尤其是局部熏蒸者，要让患者盖上毛巾或棉毯，防止受冷感冒。

（7）熏蒸时，为防止汗出过多带来的不良后果，可以在熏蒸时让患者适当饮水。

（8）使用本疗法时，如果有条件的，熏蒸器具最好是专人专用，特别是皮肤病患者，更应当注意。

23. 烘烤疗法

【方法简述】

烘烤疗法就是用旺火来烘烤身体的一定部位，达到治疗疾病目的的一种医疗方法。是布依族极为普遍的民间医疗方法，几乎是家喻户晓，人人皆会。它是人们在生产活动中取火暖身的长期实践过程中逐步形成的经验总结，而后逐渐形成较为固定的、理想的、科学的、完整的理疗方式；是一种简单、经济、收益较好的古老的医疗方法，是农村中随地可取，随时可行的理想方法。

【治病原理】

这种方法来源于远古社会，从人类对火的利用即产生了火对疾病的治疗作用，从而产生了原始的，初级的理疗方法，由于布依族在山区里过着刀耕火种的生活，对这种方法更是原始的保留了下来，以施用于生活的条件。

此种方法就是通过火烤烘使人肌体受到热的刺激，同时又接受了火苗的红外线（包括了紫外线）等射线一定量的照射，自然对肌体产生了一定的治疗效果，使肌体经络舒展，气血疏通，痉挛缓解，达到祛湿止痛，祛风除湿、解除疾病的效果。

【操作方法】

穴位：烘烤疗法之穴位较大，常取的是一个部位。通常是以人的躯体来划分部位，比如胸前位、背后位、左臂位、右臂位、左臀位、右臀位、左腿位、右腿位（其中腿位又可分膝位、小腿位；手臂位亦可分为肘位，前臂位等；临床多以痛处为穴）。

胸前烤法：解开衣扣，胸部露出，面对火堆缓缓烘烤之。

背部烤法：将衣解下反穿，背朝火堆缓缓烘烤。

腰部烤法：身体向前略弯，突出腰部，背朝火堆缓缓烘烤。

其他：取患处穴位缓缓烘烤之。

【主治疾病】

伤风感冒的胸闷、气喘、支气管炎、咳嗽、关节炎、风湿性关节痛、腰痛、冻伤、软组织损伤、过度劳累的浑身酸痛。感冒之胸闷、咳嗽、气促常取胸前位，烤至微汗，可加烤背部。腰背痛常取背部烤法。软组织损伤常取患部为穴进行烘烤，烤至皮肤发红即可。风湿性关节炎：取患部为穴，缓缓烘烤至皮肤泛红，同时边烤边搓揉患处。

【注意事项】

（1）烘烤疗法要由远而近火堆，逐步升温，切不可一下子过热，以免烫伤。

（2）烘烤部位有皮炎、溃烂、出血等情况则不可做烘烤疗法。

（3）发热高烧者不可做烘烤疗法。

（4）在做烘烤疗法过程中如出现头晕、疲乏、失眠等情况应停止治疗，进行观察。

（5）局部温觉障碍者，不宜用此法治疗。

24. 睡药枕（床）法

【方法简述】

医生根据患者的病情，选用特定的药物装于枕头内，患者睡时枕于其上，以达到治疗某种疾病的目的，是布依族的特色疗法之一。芳香中药药枕选用以气味芳香、引经开窍、走窜通络、疏肝解郁、泻火安神为主的药物原料研细末制成，通过刺激头颈部皮肤、经络腧穴、孔窍等部位产生经穴效应，同时经皮肤及鼻黏膜吸收和嗅神经传导等途径，使药物进入体内，起到疏肝解郁、安神静心、调理气血、平顺阴阳之功效，达到闻香祛病的效果。药枕用药平和，以香气调理气机，醒神宁神，共奏安神助眠、解郁化火之功。此法操作简单，无副作用及成瘾性，易于被病人接受。

【治病原理】

通过后脑与药物的接触和闻取药物的气味，让药物成分进入体内从而达到祛毒治病的目的。药枕起作用的位置主要包括了头后、颈肩位置，共有膀胱、督脉、胆三条经络横穿于此，药品可以轻缓地对部分穴位加以刺激，使药力渗透皮肤，进入气血经络以发挥治疗功效，使经络气血流通趋于正常，调整各神经系统而得到刺激效应，进而促进各组织所具有的功能活动最大限度地得到改善。

【操作方法】

根据病情的需要选择适当的药物装于枕内（一般多选择芳香性药枕为主），患者睡于药枕之上。

【主治疾病】

睡药枕疗法适用于头闷、眩晕、高血压、神经衰弱等病。

25. 纸媒筒疗法

【方法简述】

用草纸浸透熔化的蜡，裹住你筒的一端，另一端罩住肚脐，然后点燃蜡纸。至蜡纸烧尽，达到拔除毒素治疗疾病的目的。属于拔毒法的一种，多用于治疗小儿疾病。

【治病原理】

纸媒筒法是通过用一定的器具和方法在小儿的肚脐上造成负压，通过热量和所形成的负压，以达到通气、透毒、刺激筋脉的作用，从而起到拔除毒素治疗相关疾病的效果。

【操作方法】

（1）材料准备：取直径为 3～4 cm，长 40～50 cm 的竹筒 1 个，两头磨平。草纸少许，蜡适当，熔化备用。

（2）操作：用草纸浸透熔化的蜡，裹住竹筒的一端，另一端罩住肚脐，然后点燃蜡纸，至蜡纸烧尽。

【主治疾病】

主治小儿腹胀、腹痛、腹泻、食欲不振等疾病。

【注意事项】

患儿以坐姿为好，以免熔蜡烫伤患儿。

26. 吹筒疗法

【方法简述】

是将药物研成细末，取少许用喷药器吹入病人的咽喉，口腔、耳鼻中，每日 3～4 次，以达到消炎、止痛，或通窍、开噤等作用的外治疗法。

【治病原理】

吹筒疗法是治疗咽喉部、鼻腔、耳道内疾病的一种特殊用药方法。可以直接将药物深入窟道患处发挥疗效的方法。

【操作方法】

用纸卷一个小纸筒，或用小竹筒或小塑料管均可，将所用药物研成细粉，置于筒中，将药筒伸入腔道内达患部后把药粉吹出分散于患处即可。

【主治疾病】

吹筒法适用于鼻炎、鼻塞、口腔疾病、咽喉肿痛、耳道疾病等。

【注意事项】

使用的药粉不宜太多，以免多余的药粉堵塞和刺激窟道。要根据使用的部位选择相应大小的筒管。

【相关介绍】

点滴法：点滴法是将药物制成药汁、油剂或其他剂型。滴入眼、耳或鼻内，以治疗某些疾病的方法。由于该法能直接作用于眼、耳、鼻等部分，迅速发挥清热解毒、疏风通窍、消肿止痛、活血化瘀、收敛祛湿等效应，故被各民族医家广泛应用于治疗结膜炎、角膜炎、角膜溃疡、中耳炎及各种鼻炎等病症。

27. 灌肠疗法

【方法简述】

是将药物制成药液，用灌肠器具从肛门灌入，以治肠道疾患，达到消炎、杀虫、清热解毒、止痛、通便等目的的治疗方法。

【治病原理】

灌肠法是针对大便难下而病情紧急时采用的一种临时性的通便方法。主要是通过润滑肠道促进排便赶毒或者治疗疾病的手段。灌肠法的中医作用机制基于肺与大肠相表里和肺朝百脉；西医作用机制基于肠道自身的局部直接吸收和中药煎剂经直肠上静脉，直肠下静脉和肛门静脉、淋巴组织参与了药物的吸收，发挥全身治疗作用。大便不通主要有热灼肠液，肠体干涸，气便互结导致阻塞等原因引起，首先会采用肛窟赶毒法用药物治疗。当药物效果不好或远水难救近火之时可通过灌肠的方法，把具有润滑或泻下、清火、赶毒等作用的药液直接大量注入大肠中，使之迅速发挥润肠、赶毒、通下的作用而解除患者的痛苦。但灌肠法是针对大便难下而病情紧急时采用的一种临时性的通便方法，不宜长期使用。

【操作方法】

让患者弯腰，使其臀部朝上。取直径为 2 ~ 3 cm 的空竹一节，做成顶部光滑而开口的水枪，吸取制好的肥皂水或者药液，将其塞入肛门内并把肥皂水或者药液注射入直肠内。稍后患者便会将注入的液体连同大便泻出，病人顿时感到轻松。

【主治疾病】

适用于急性大便秘结的情况。

【注意事项】

（1）本法只能应急而不宜常用。

（2）竹筒口一定要处理光滑，以免损伤肛门。

（3）应在靠近排便处施术，便于患者排解内急。

（4）术后当配合药物治疗，以防病情反复。

28. 开刀疗法

【方法简述】

开刀法是使用刀具在人体上切除腐肉、异常组织、剥离异物等的治疗方法。

【治病原理】

布依医的开刀法大多是对一些花、疮、疱之类的局部外科疾病，或异物留在较深部组织，一般用药见效较缓或难达病所时，对病灶进行直接的切除，是快速、彻底的治疗手段。

【操作方法】

术前要准备新煮沸候冷的开水 1 盆，高度白酒适量，以及相应的刀、针线等器具和药物。先用冷开水清洗患处，继而用白酒或有止痛和麻醉作用的药酒涂抹，取泡在酒中的刀（或在火焰上消毒过的刀）在患部施术，手术完成后若伤口较大则用消毒后的针线进行缝合，再上药和包扎。3 天换药 1 次，直至伤口愈合。

【主治疾病】

本法适用于化脓的疮、有腐肉的花类疾病、长期不愈的疱、深扎入体内的异物、难产和体内毒瘤等病。

【注意事项】

（1）一般不宜在胸、脑等重要部位和有大血管的附近施术。

（2）术后应注意休息和养护，防止污染，以免伤口裂开和感染。

29. 割脂治法

【方法简述】

割脂治法又叫“割瘦疳”，是布依族民间世代相传的一种简单易行且方便实用的治疗小儿疳积的有效方法。本法通过在特定的部位割（或挑）破皮肤，除去毒根而治疗疾病。在民间的使用甚为广泛，几乎是家喻户晓的方法。

【治病原理】

在患者的特定的部位割（或挑）破皮肤，起到对穴位的刺激作用和除根排毒作用以治疗疾病的目的。该疗法的治疗原理是针刺和经络学说，根据患儿的具体病症挑选合适的针刺部位和穴位实现疏通经脉的功效，再通过挤压针孔至少量出血可有效地促邪外出，调和气血。

有以下两种方法选一即可。

（1）医生在患者脊柱两侧或手掌大小鱼际处先将皮肤消毒，然后用消毒后的大号缝衣针挑破皮肤，挑出少许皮下纤维或脂肪，并将其剪除，术后包扎伤口即可。

（2）医生用左手握紧患者中、食指，所取穴位为手掌中指与食指根部中间，消毒后用刀尖切开皮肤至脂肪层，刀口约 2~3 毫米，医生以指顶住患者手背使掌心突起，则可见皮下脂肪冒出切口，将脂肪剪除至无脂肪冒出为止。然后用止血胶布包扎即可。一般左右手各割一次。

【主治疾病】

主治小儿疳疾，消化不良，小儿麻痹症，支气管哮喘，风湿骨痛，坐骨神经痛等症。本法对于治疗小儿疳疾有较好的疗效。根据疾病的不同，所选的施术部位也有所不同。如治疗支气管哮喘可选膻中穴、定喘穴等。

【注意事项】

（1）术部有化脓性创口者不宜施术。

（2）切口不宜过深，以免伤及其它组织。

（3）手术部位在一周内不能沾水或接触污物，以防感染。

【相关介绍】

（1）黄国英等用此法治疗小儿疳症 140 例中痊愈 91 例（65.00%），好转 38 例（27.14%），无效 11 例（7.86%），有效率达到 92.16%。

（2）改良方法为，取一铜钱或光滑的器具，刮小儿的手掌心，脚掌心，并用拇指和食指推捏小儿的脊柱，从腰椎到颈椎，各十余次。一日二次，七天可愈。本法是杨文成医生在多年用割疗法治疗小儿疳疾的基础上创制的新疗法，其疗效不减，但可避免病人所受的创伤，具有一定的优势。

30. 烧姜疗法

【方法简述】

本法是用药物置于姜片上烧，隔着姜灸治疗疾病，达到治疗相关疾病的民间医药方法。具体就是把姜片置于（患者）选定的穴位上，然后在姜片上点燃一定的药物，借助姜片和药物的双重作用来治疗疾病的一种布依医外治疗法。此方法具有治疗简单、经济实用、疗效显著等特点。

【治病原理】

置姜片于一定的穴位，通过姜片透过热力和药物的双重作用以促进机体气血的运行，达到疏通筋脉、除湿止痛的效果，与中医灸法的作用有相似之处。

【操作方法】

材料：切生姜数片，厚度约 3 mm，艾叶或冰片适量（若用艾叶当制成绒球使用）。

穴位：多用于阿是穴，根据不同的病情也会选择一些固定的穴位，如头部的太阳穴、百会穴，背部的肺腧穴、胃腧穴，腰部的命门穴，腹部的中脘穴、神阙穴、关元穴，下肢的环跳穴、足三里穴、三阴交穴，上肢的户头穴、曲池穴、合谷穴等。

操作：把生姜片放在要灸的穴位上，姜片上置药物冰片或艾叶绒球（艾叶晒干，碾碎为绒，握紧为球，以免点燃后散落烫伤皮肤），点燃药物，待艾叶或冰片燃尽后去掉药灰换上药物再烧，每穴可烧 1 ~ 2 次，每次可同时烧 2 ~ 3 穴。温度以患者能够忍受为度，过烫时可把姜片稍提起来，灸后皮肤潮红充血。痈、疽、疮毒之灸则以选用大蒜代替生姜更为适合，一般每日施灸 1 次。

【主治疾病】

伤风感冒引起的疼痛，顽固性头痛，血弱症所致的头昏，风湿关节炎，肠炎，腹泻，神经衰弱，抽搐，昏迷及各种痈、疽、疮初起等疾病。

【注意事项】

（1）不宜在有各种皮肤病、疮疡的部位施术。
（2）禁止在孕妇的腰、腹部施术。
（3）注意吹落药物烫伤皮肤，避免受凉。
（4）选用阿是穴进行施治。
（5）每日施灸1次为宜。
（6）小儿不宜施用此法。

【相关介绍】

现代研究表明，生姜含挥发油及辣味成分姜辣素。能促进消化液分泌，增进饮食，保护胃黏膜，抗溃疡；能兴奋血管运动中枢、呼吸中枢、心脏，升高血压；有镇吐、镇痛、抗感染、消肿、发汗等作用；并能抑菌。

31. 移毒疗法

【方法简述】

对于某些要害部位生成的疔、疖、疮、肿，在治疗时多投鼠忌器，不便于施术和用药。有一种方法称为移毒法，即将病灶往比较安全的地方挪动，以便于进一步治疗。把配制好的药物敷到患者的特定部位，通过药物的作用将人体皮薄近骨之处或离重要器官较近的未溃破疔疮痈毒，转移到皮肉较厚的没有大神经血管之处或转移到离重要脏器较远的次要部位排出，从而达到减轻乃至治疗原发疾病的目的，移毒法和针灸学的刮痧、火针、刺络放血、拔罐发泡、天灸等有一定的相关，也就是在治疗过程中要对人体皮肤造成轻度的、局限性的创伤，以创伤为手段达到治疗目的。但是移毒法的特殊之处在于通过使用解毒辟邪、活血消肿、祛腐生新的药物，来对特定的部位发生特殊的治疗作用，是布依族极具特色外治疗法，至今仍有广泛的临床应用前景，应该加以研究和推广。

【治病原理】

布依医认为，局部的疔疮肿痛是因为毒气的聚积不化造成的，虽然急切之间难以根除，但可以使其病位挪动。移毒法便是在这种思想指导下形成的。它可以通过药物的作用将人体皮薄近骨之处或离重要脏器较近的未溃破疔疮痈毒，转移到皮肉较厚的没有大神经血管之处或转移到离重要脏器较远的次要部位排出。比如对口疮离大脑较近，瘩背疮离心肺较近，一旦在这些重要部位发作溃破，不但难以愈合，而且对附近重要组织器官也有影响。

【操作方法】

移毒法又称移疮挪病法，或疾病良性转移法。施治时按照筋脉循行规律，借助药物在特定部位的作用，把人体疔疮恶毒从上转移到下，从重要的脏器转移到肌肉丰厚部位而排出或治疗的一种疗法。一般是根据病情选用药物涂抹患处的一旁，使病灶向另一边移动。

（1）移山过海法：主要用于疔、疮生于人中、颈部血管等要害部位。方用“移山过海散”：雄黄 30 g、小麦面 30 g、新鲜蚯蚓粪 100 g，晒干为末，临用时以陈醋调匀，涂于接近要害处的半边，能使病灶逐渐移至相对安全的部位以便用药和施术。

（2）赶移离节法：主要用于病灶发生在骨节之间，有红、肿、热、痛，如不及时治疗可能会导致成脓、穿孔、形成漏管，严重影响关节活动。用此法移之，或上或下，先免除残疾之患。方用“移毒散”：白及 50 g，紫花地丁 24 g，乌骨鸡煅骨、朱砂、雄黄、轻粉各 3 g，五倍子 6 g（焙黄），大黄 6 g，猪牙皂 2.4 g。共研为末备用。临用时用醋调匀，涂于患部的一侧，则病灶将向另一侧移动。

（3）移毒出表法：凡大腿内外侧及双膝贴骨等处出现漫肿无头，皮色不变，微觉酸痛、挛曲等现象时多为湿毒积聚所致，可用药使之表浅化，以免深入伤骨。方用赶毒散（双名冲和散）：紫荆皮 150 g、炒赤芍 60 g、白芷 30 g、独活 45 g。诸药共为末，筛细密存。用时以醋煎葱头 5 个，成浓液调药末搽敷，一日一换，以肿消不痛为度。

（4）移豆出眼法：本法主要用于小儿麻疹、水痘、风疹等其在眼内不便治疗者。方用“移豆散”：牛蒡子 10 g、朱砂少许，共研为末。用时取药粉搽于患者前额上，使痘自移出眼。

另外，还可以用药使毒气有较大的转移，如从人体的重要脏器转移到某个穴位，通过针刺和吸拔使其外泄而愈。

【主治疾病】

主要用于长于要害部位如眼胞、太阳穴、大血管附近及各关节等的疔、癀、疮、疱感染性疾病。还有用于乳腺病、子宫肌瘤、卵巢囊肿、粉瘤、痔疮、腰腿病、癫痫、阑尾炎、早期各脏腑肿瘤、早期白内障等疾病的治疗。

【注意事项】

（1）控制药物剂量，防中毒。

（2）注意操作手法，预防感染其他重要部位。

（3）孕妇、老人慎用。

【相关介绍】

“移毒法探秘”一文中记载：在临床中，运用此法把肠痈的败血热毒转移到阑尾穴溃破泄毒，不让在腹中化脓，把食道癌的毒势毒气转移到足三里上发作泄出，把肺癌、肝癌的毒气毒势分别转移到曲池、阳陵泉上发作泄出。

药物篇

1. 鱼鳅串

【布依族药名】那苓坝（罗甸）；把信罢（贵定）

【俗名】马兰头

【来源】菊科植物马兰 *Kalimeris indica*（L.）sch. Bip.

【植物形态】多年生草本，高 30 ~ 70 cm。地下有根茎，匍匐平卧。茎直立，上部多分枝。叶互生，叶片倒披针状椭圆形，长 7 ~ 10 cm，先端尖，边缘有粗锯齿，浅裂或为羽状深裂，裂片形式不一，表面绿色，背面淡绿色，无毛；茎上部叶全缘。秋季开花，头状花序顶生和侧生，花蓝色，中心黄色。瘦果扁平，有微毛。瘦果倒卵状，极扁，边缘浅色而有厚肋。全草入药，四季可采，鲜用或晒干。花期 5—9 月，果期 8—10 月。

【生境与分布】生于田边、路边、沟旁。贵州各地均有分布；全国各省（区）也有分布。

【歌诀】鱼鳅串味辛苦寒，清热解毒消积还，散瘀止血多般效，利湿退黄蛇毒安。

【译注】鱼鳅串性苦凉，入肝经，全草入药可清热利湿清肝解毒，能破宿血，养新血，主吐血，血痢，创伤出血等。此外本品还可消食积饱胀及胸结气胀，除湿热，退黄，利小便，退热，止咳嗽，解毒，治蛇伤。

【入药部位】全草

【采集加工】夏季采收，除去杂质，鲜用或晒干。

【性味】味苦辛，性凉。

【功效】凉血，清热利湿，解毒。主治吐血，血痢，黄疸，水肿，痈肿，丹毒，蛇咬伤。

【用药经验】

鱼鳅串适量，捣烂与淘米水服，治小儿嗝食。

鱼鳅串 6 g、仙鹤草 9 g、马鞭草 9 g、木通 6 g、紫苏 6 g、铁灯草 6 g。水煎服。治小儿热痢。

鱼鳅串 15 g。水煎服。治小儿食积。

鲜马兰头全草加少许食盐，捣烂敷患处，每日 2 次。同时用马兰根 30 ~ 60 g 加水煎服。治痈疖肿毒。

【使用注意】孕妇慎服。

【现代研究】

药理：抗惊厥作用；镇痛作用。

临床：治疗慢性气管炎，马兰鲜草 120 g 或干品 60 g，洗净后加水 200 ml，煎煮过滤，浓缩至 45 ml，加糖及防腐剂。口服 3 次，每次 15 ml，6 天为 1 疗程。

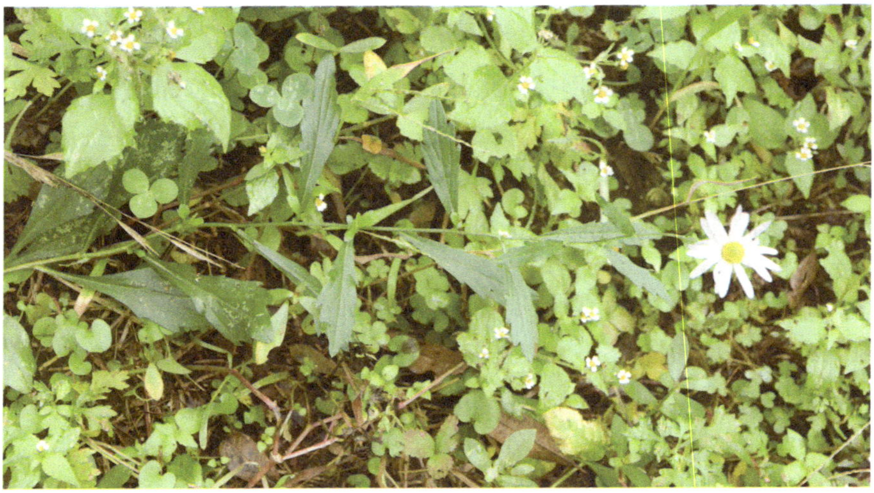

图 1-1　鱼鳅串

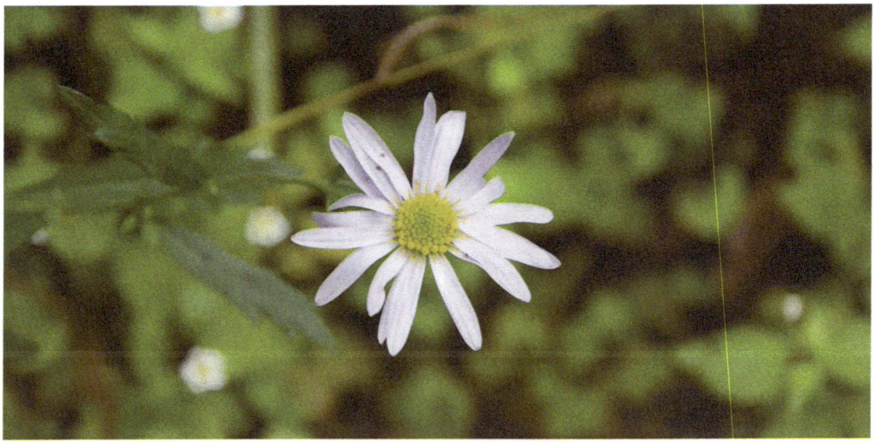

图 1-2　鱼鳅串花

2. 虎杖

【布依族药名】雅都米（罗甸）

【俗名】酸汤杆

【来源】蓼科植物虎杖 *Polygonum cuspidatum* Sieb. et Zucc.

【植物形态】多年生草本。根状茎粗壮，横走。茎粗壮，空心，具明显的纵棱，具小突起，无毛，散生红色或紫红色斑点。叶宽卵形或卵状椭圆形，全缘，两面无毛。雌雄异株，花序圆锥状。瘦果卵形，黑褐色，有光泽包于宿存花被内。花期 8—9 月，果期 9—10 月。

【生境与分布】山谷溪边。贵州各地均有分布。

【歌诀】虎杖清热味苦寒，攻诸肿毒痈疮安，利湿退黄止咽痛，活血祛瘀化咳痰。

【译注】虎杖微苦性寒，功效为利湿退黄，清热解毒，活血祛瘀，化痰止咳，能治大热烦躁，攻诸肿毒痈疮，止咽喉疼痛，利小便，走经络，治五淋白浊。

【入药部位】根茎

【采集加工】春季、秋季采收，鲜用。

【性味】微苦，性微寒。

【功效】利湿退黄，清热解毒，活血祛瘀，化痰止咳。主治湿热黄疸，淋浊，带下，水火烫伤，痈肿疮毒，虫蛇咬伤，瘀血证，肺热咳嗽。

【用药经验】

治急性黄疸型肝炎：虎杖 12 g、三颗针 10 g、鸡矢藤 10 g、四轮草 10 g、大龙胆草 10 g、一支箭 10 g、栀子 3 g、甘草 3 g、茵陈 12 g，水煎服。

治筋骨痰火，手足麻木，颤摇，痿软：斑竹根 30 g、川牛膝 15 g、川茄皮 15 g、防风 15 g、桂皮 15 g、木瓜 9 g、烧酒 1500 g 泡服。

治红白痢：酸汤杆 9 g、何首乌 9 g、红茶花 9 g、天青地白 6 g。煎水兑红糖。

治痈肿疼痛：酸汤杆、土大黄为末，调浓茶外敷。

【使用注意】孕妇慎用。

【现代研究】

化学成分：含大黄素、大黄素甲醚、大黄酚、大黄素-8-葡萄糖苷、大黄素甲醚-8-葡萄糖苷等。

临床：虎杖叶胶囊联合硝苯地平缓释片治疗肝阳上亢型原发性高血压安全有效，可降低血压和中医症候积分，改善血管弹性水平，其降压机制可能与改善血管内皮细胞功能有关。

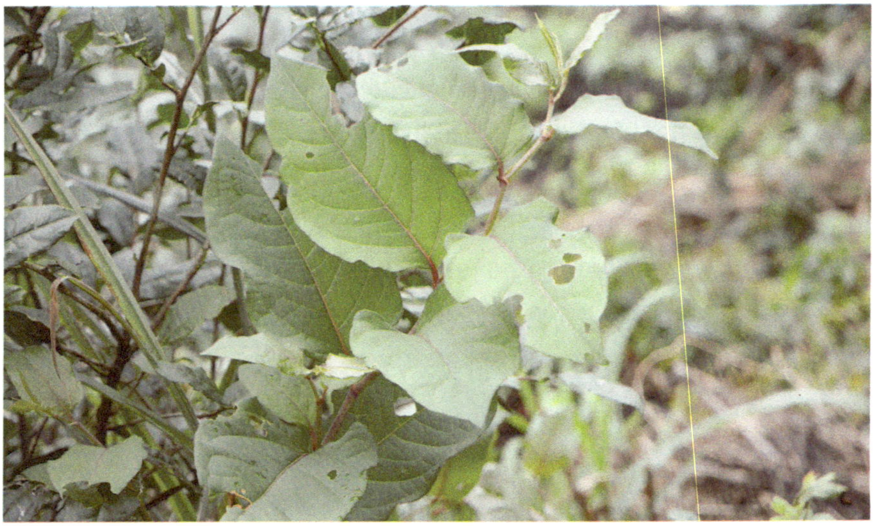

图 2-1　虎杖叶

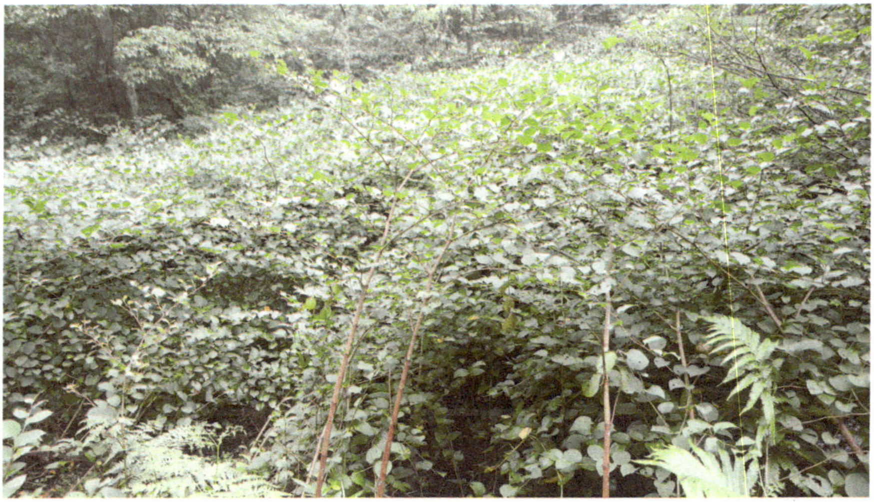

图 2-2　虎杖

3. 刺梨根

【布依族药名】雅扛（罗甸）；雅勒抗（贵定）；雅马榧（水城、六枝）

【俗名】茨梨、刺梨

【来源】蔷薇科植物缫丝花 *Rosa roxburghii* Tratt.

【植物形态】开展灌木，根和根茎呈圆柱形，长 15 ~ 50 cm，直径 0.5 ~ 2 cm 或更粗。表面棕褐色，具细纵纹及侧根痕，少数有细须根残存。皮部薄，易剥离，皮脱落处表面呈棕红色。质坚硬，不易折断，断面纤维性，木部呈浅红棕色与黄白色间杂的放射状纹理。气微味涩。显微鉴别根茎横切面：木栓细胞数列，外侧有落皮层，有些可见 1 ~ 2 列木栓形成层和数列栓内层细胞，其内散有单个或数个成束的纤维。无限外韧型维管束排列成环，韧皮部纤维束排成断续的 1 ~ 2 层，木化或微木化，有的纤维鞘薄壁细胞中含草酸钙方晶。木质部导管多单个散在，周围有木纤维，壁木化。

【生境与分布】生于海拔 500 ~ 2500 m 的向阳山坡、沟谷、路旁及灌丛中。贵州各地均有分布，西南及陕西、甘肃、江西、福建、湖北、广西等地也有分布。

【歌诀】梨根酸平功效佳，色黄健脾消积压，收敛止泻多般效，汗血带疮皆能伐。

【译注】刺梨根味酸，性偏平和。刺梨从形态来看，色黄而多刺，富含多种维生素，色黄与脾胃相通，故其药用部位刺梨根可健脾消食，用于食积腹胀，痢疾，肠炎等多种脾胃病症。另其味酸，多能收敛，故可止汗止泻止遗等，用于自汗，盗汗，遗精，白带，月经过多，痔疮出血。

【入药部位】根

【采集加工】秋季挖根，鲜用或晒干。

【性味】味酸，性平。

【功效】消食健脾，收敛止泻。主治食积腹胀，痢疾，肠炎，自汗，盗汗，遗精，白带、月经过多，痔疮出血。

【用药经验】

刺梨根 20 g、飞龙掌血 15 g、黑骨藤 15 g、大风藤 15 g、铁筷子 15 g、七叶莲 10 g、接骨草 15 g、油麻藤 20 g、五花血藤 20 g、鸡血藤 15 g、臭牡丹根 15 g（复方飞龙掌血汤）治疗类风湿性关节炎。刺梨根 15 g、金樱子根 15 g，水煎服，主治腹泻；刺梨根 30 g，水煎服，主治腹胀不食。鲜刺梨根 50g，加水煎至 200 ml，治疗急性细菌性痢疾。刺梨根加野荞头、鱼鳅串适量水煎服以治胃痛。

《中药大辞典》记录：

治慢性胃炎，胃痛：刺梨根，煎成浓液，每日当茶饮，连服一周。（《贵阳民间药草》）

治胃气胀痛：刺梨根 50 g、红糖 50 g。水煎服。（《贵州民间方药集》）

治脾虚白痢，消化不良：茨藜根 75 g、何首乌 75 g、头晕药 50 g。水煎，连服二剂。（《贵阳民间药草》）

治赤白崩带：刺梨根 250 g、金毛狗脊 200 g。泡酒，早晚各服一酒杯。（《重庆草药》）

治久咳：茨藜根，加糖煎服。（《贵阳民间药草》）

【使用注意】脾胃虚寒者宜少服。另刺梨不宜与黄瓜、动物肝脏同食。

【现代研究】

刺梨三萜和黄酮是刺梨最主要的两大活性成分。现代药理学研究表明，刺梨具有解毒、镇静、促进胃肠蠕动、促进消化液分泌、抗动脉粥样硬化、抗氧化、抗疲劳、抗肿瘤、保肝、调节机体免疫功能、延缓衰老等作用。

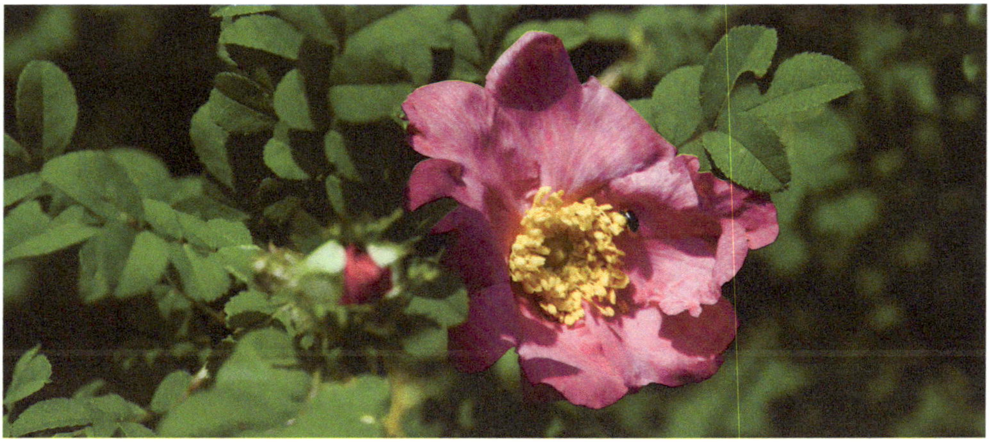

图 3-1　刺梨花

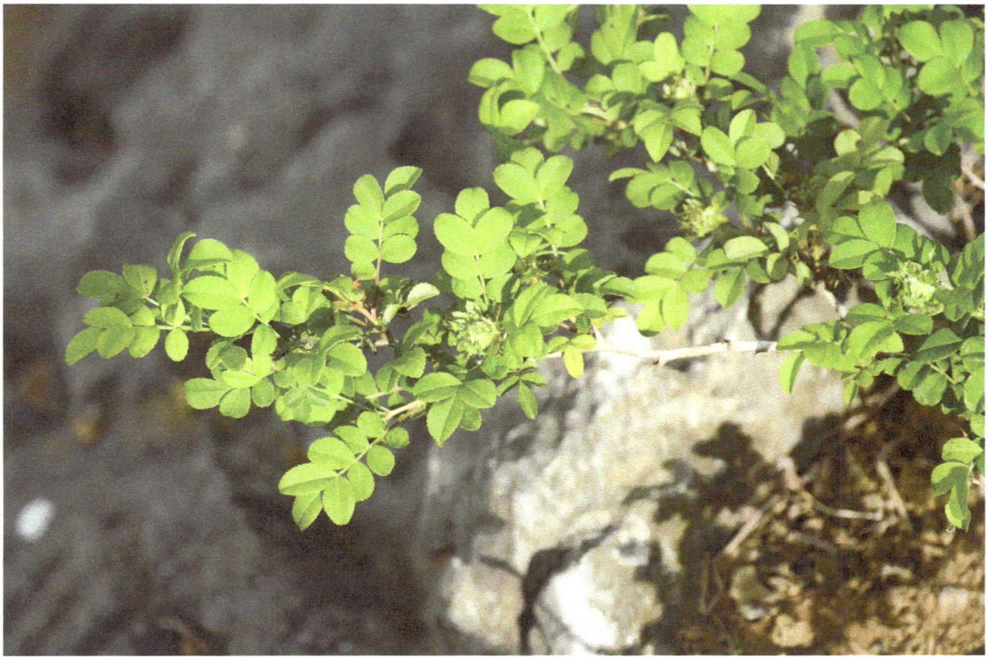

图 3-2　刺梨

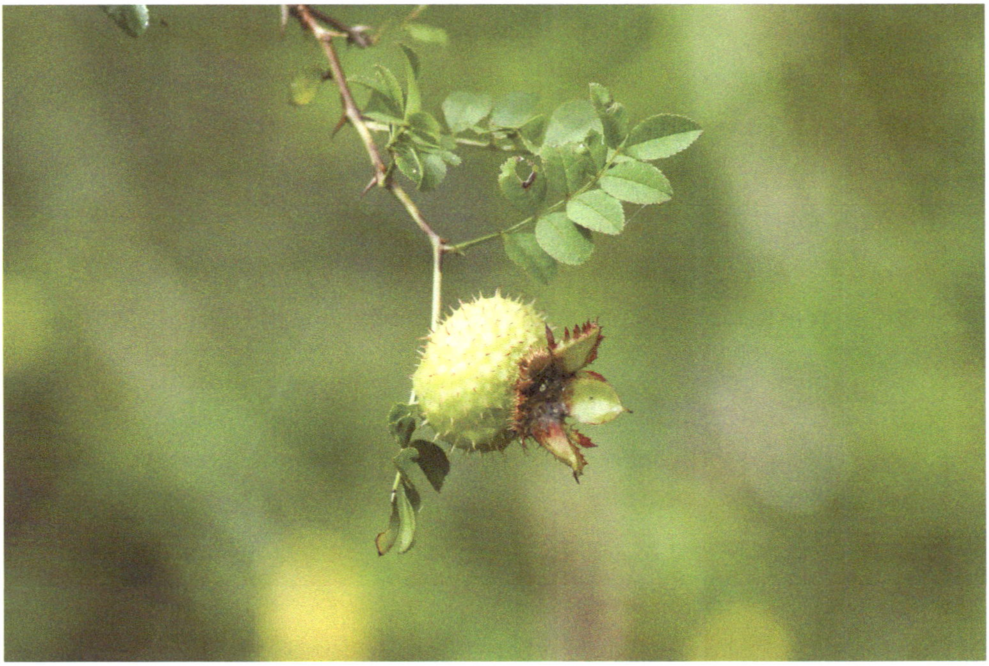

图 3-3　刺梨果实

4. 岩白菜

【布依族药名】岜卡应（罗甸）；把尚任（贵定）

【俗名】猫耳朵

【来源】苦苣苔科植物牛耳朵 *Chirita eburnea* Hance.

【植物形态】多年生草本。根状茎粗壮，长 1～7 cm，粗 0.8～2 cm。叶均基生；叶片肉质，卵形、狭卵形或长圆形，长 4～17 cm，宽 2～9.5 cm，先端微尖或钝，基部渐狭楔表，边比值全缘，两面均被贴伏的短柔毛。花葶 2～7 cm，高达 30 cm，密被短柔毛；聚伞花序伞状，有 2～15 朵花；苞片 2，对生，宽卵形，长 1.5～4 cm，宽 0.8～2.5 cm，密被短柔毛；花萼长约 1 cm，5 裂近基部，裂片条状披针形，外面被腺毛及柔毛，内面有柔毛；花冠紫色或淡紫色，有时白色，喉部黄色，长 3～4.5 cm，两面疏被短柔毛，与上唇 2 裂片相对，有 2 条纵毛，筒长 2～3 cm，上唇 2 浅裂，下唇 3 裂；能育雄蕊 2 枚，花丝长约 1 cm，有腺状柔毛，中下部膝状弯曲，花药连着，有髯毛；退化雄蕊 2 片，狭条形；雄蕊长 2～3 cm；花盘边缘波状齿；子房被短柔毛，柱头 2 裂。蒴果条形，长 4～6 cm，被短柔毛。花期 4—7 月，果期 7—8 月。

【生境与分布】生于海拔 400～1200 m 的山地或林下石上，贵州分布于黔南、黔东南及黔西南各地。湖北、湖南、广东、广西、四川等地也有分布。

【歌诀】岩白似耳性平和，味甘清肺又止咳，凉血解毒止漏带，外伤痈肿出血和。

【译注】岩白菜生于山石间，叶大质厚与小白菜近似，叶长圆形如兽耳。其性味甘平，具有清肺止咳、凉血解毒的作用。

【入药部位】全草

【采集加工】四季均可采，晒干。

【性味】味甘，性平。

【功效】清肺止咳，凉血止血，解毒消痈。主治阴虚肺热，咳嗽，咯血，崩漏带下，外伤出血。

【用药经验】

岩白菜 15 g、石韦 30 g，水煎服，主治咳嗽；岩白菜 15 g、白及 15 g、百合 15 g，水煎服，主治痨病干咳。

【使用注意】虚弱人及有外感发热者慎用。

【现代研究】

岩白菜属植物中含有多种化学成分，主要有香豆素类、黄酮类、萜类、糖苷类、甾体类、蒽醌类和有机酸类等；具有抗菌、抗炎、止咳、抗疟、抗氧化等药理活性。

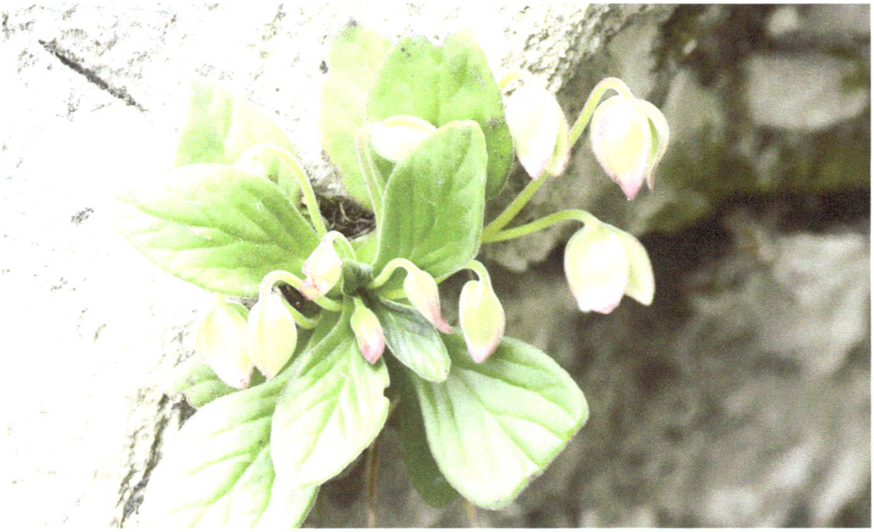

图 4-1　岩白菜

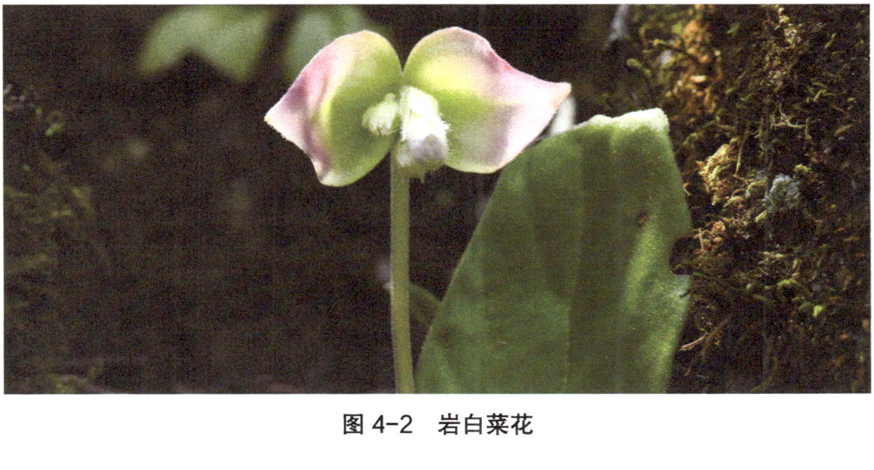

图 4-2　岩白菜花

5. 岩豇豆

【布依族药名】马告热（罗甸）

【俗名】岩茶、岩泽兰、石豇豆

【来源】苦苣苔科植物石吊兰 *Lysionotus pauciflorus* Maxim.

【植物形态】肉叶吊石苣苔，又名蒙自吊石苣苔。小灌木，高 4 ~ 30 cm。幼枝常具短毛。叶 3 片，轮生或对生；叶柄粗，长 1 ~ 4 mm，无毛或上面有疏柔毛；叶片革质，卵形或椭圆状卵形，长 1 ~ 5 cm 宽 1 ~ 2.4 cm，先端急尖，基部圆形或宽楔形，边缘少数牙齿，侧脉 3 ~ 4 对，极不明显。花序腋生，有 1 ~ 2 花；花梗长 5 ~ 12 mm；苞片对生，披针形，疏被短毛或近无毛；花萼 5 深裂至基部，裂片三角形；花冠白色带淡紫色或紫色，长约 3 cm，檐部二唇形，上唇长约 3 mm，2 裂，下唇长约 7 mm，3 裂近中部；能育雄蕊 2 枚，无毛，花丝线形，花药相连，退化雄蕊 3 枚；花盘杯状，边缘有牙齿；雌蕊长约 2 cm，无毛。蒴果线形，长约 6 cm，宽约 2 mm。种子纺锤形，有柄，先端有 1 长毛。花期 7—9 月，果期 9—11 月。

【生境与分布】生于海拔 1000 ~ 1500 m 的山地林中树上或石上。贵州各地均有分布；云南、四川、广东、广西、台湾、江西、湖南等省（区）也有分布。

【歌诀】豇豆味辣性辛温，清肺消痰止血奔，祛湿化滞络亦通，跌打枪伤瘰疬根。

【译注】岩豇豆味辣性温，可清肺消痰，主治肺热咳嗽；另有凉血止血，祛湿化滞之功，可用于吐血之止血，风湿痹痛；又可通络止痛治疗跌打损伤。

【入药部位】全草

【采集加工】8—9 月采收，晒干。

【性味】味辛，性温。

【功效】清肺消痰，凉血止血，祛湿化滞，通络止痛。主治肺热咳嗽，吐血，风湿痹痛，跌打损伤。

【用药经验】

岩豇豆、冰玉合、狼毒、滚山球、独脚莲、草乌、樟脑、大蒜、辣子、半夏、南星、尿马杆各适量，治骨冷风；岩豇豆 50 g、抱石莲 50 g，治梅毒；岩豇豆、小龙胆草、抱石莲、黄花、甘草各适量，治性病；岩豇豆、青鱼胆草、岩白菜各 15 g 治热咳；岩豇豆 15 g 捣烂敷伤处治跌打损伤。鲜岩豇豆、鲜鱼秋串各 15 g，水煎服，主治感冒发热。

《中药大辞典》记录：

治感冒风寒发热：岩豇豆 50 g。煎水服。若产后腹痛，用酒炖服。

治咳喘或风寒咳：岩豇豆 50 g。煎水服。若肾气虚弱则炖肉吃；劳伤则泡酒服。

治小儿疳积：岩豇豆、小夜关门各 15 g，鸭公头叶 5 g，瓷瓦灰 1.5 g。调水蒸猪肝吃。

治九子疡（瘰疬）：岩豇豆 50 g、天南星 25 g。研末，用甜酒糟炒后敷患处。

治枪伤：岩豇豆研末敷伤口；或煮水洗枪伤，能促进子弹的排除。

治劳伤吐血：岩豇豆 50 g。泡酒服。（《贵州草药》）

【使用注意】脾胃虚寒者慎用。

【现代研究】

岩豇豆主要化学成分为黄酮类、苯乙醇类、β-谷甾醇等。其煎剂在试管内对金黄色葡萄球菌、白色葡萄球菌、草绿色链球菌、卡他球菌、肺炎球菌、绿脓杆菌和伤寒杆菌都有一定抑菌作用。

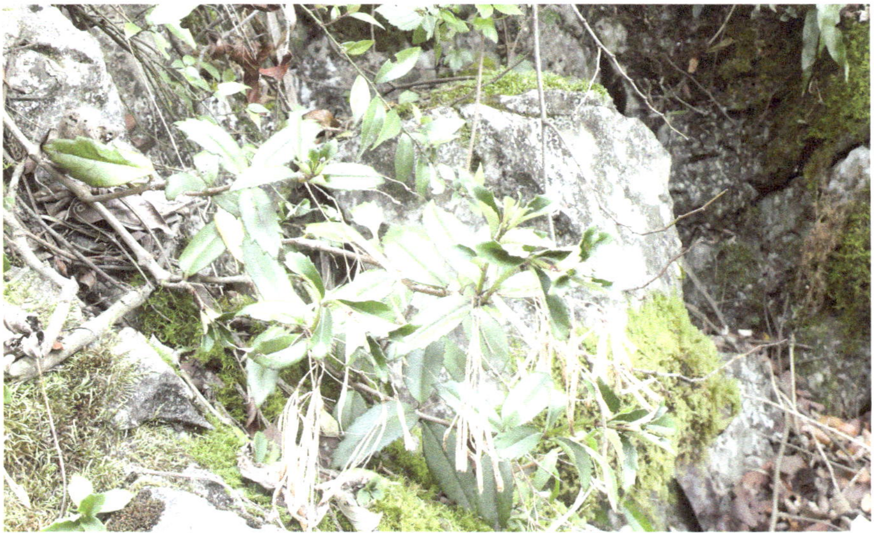

图 5-1　岩豇豆

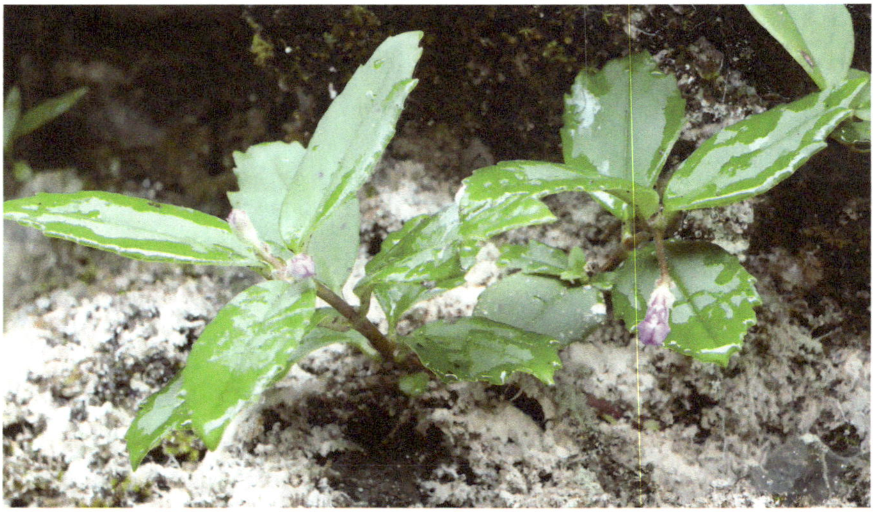

图 5-2　岩豇豆花

6. 枇杷花

【布依族药名】乱马桑囊（水城、六枝）

【俗名】枇杷

【来源】蔷薇科植物枇杷 *Eriobotrya japonica*.

【植物形态】常绿小乔木，高约 10 m。小枝粗壮，黄褐色，密生锈色或灰棕色绒毛。叶片革质；叶柄短或几无柄，长 6 ~ 10 mm，有灰棕色绒毛；托叶钻形，有毛；叶片披针形、倒披针形、倒卵形或长椭圆形，长 12 ~ 30 cm，宽 3 ~ 9 cm，先端急尖或渐尖，基部楔形或渐狭成叶柄，上部边缘有疏锯齿，上面光亮、多皱，下面及叶脉密生灰棕色绒毛，侧脉 11 ~ 21 对，圆锥花序顶生，总花梗和花梗密生锈色绒毛；花直径 1.2 ~ 2 cm；萼筒浅杯状，萼片三角卵形，外面有锈色绒毛；花瓣白色，长圆形或卵形，长 5 ~ 9 mm，宽 4 ~ 6 mm，基部具爪，有锈色绒毛；雄蕊 20 枚，花柱 5，离生，柱头头状，无毛。果实球形或长圆形，直径 3 ~ 5 cm，黄色或橘黄色；种子 1 ~ 5 颗，球形或扁球形，直径 1 ~ 1.5 cm，褐色，光亮，种皮纸质。花期 10—12 月。果期翌年 5—6 月。

【生境与分布】常栽种于村边、平地或坡边。贵州全省各地均有分布。陕西、甘肃、江苏、安徽、浙江、江西、福建、台湾、四川、云南等地也有分布。

【歌诀】杷花性味平，仅入肺一经，疏风止咳血，久病痓消应。

【译注】枇杷花较枇杷叶性偏平和，味淡主入肺经，故可疏风止咳，用于头风，鼻塞流涕，虚劳久咳，痰中带血等肺系病症的治疗。

【入药部位】叶或花

【采集加工】冬季、春季采花，晒干。

【性味】味淡，性平。

【功效】疏风止咳。主治头风，鼻塞流涕，虚劳久咳，痰中带血。

【用药经验】

枇杷花与蜂蜜同蒸内服，治疗伤风感冒，润喉止咳及化痰，通便；枇杷花与辛夷等分研末酒服，治疗头风，鼻流清涕；与鲜地棕根、珍珠、石竹根和淫羊藿炖肉服，治疗枯痨咳嗽，痰中带黑血。

《中药大辞典》记录：

治头风，鼻流清涕：枇杷花、辛夷等分。研末，酒服 10 g，日二服。（《本草纲目》）

治枯痨咳嗽，痰中带黑血：枇杷花 10 g、鲜地棕根 200 g、珍珠七 100 g、石竹根 100 g、淫羊藿 100 g。炖肉服。（《重庆草药》）

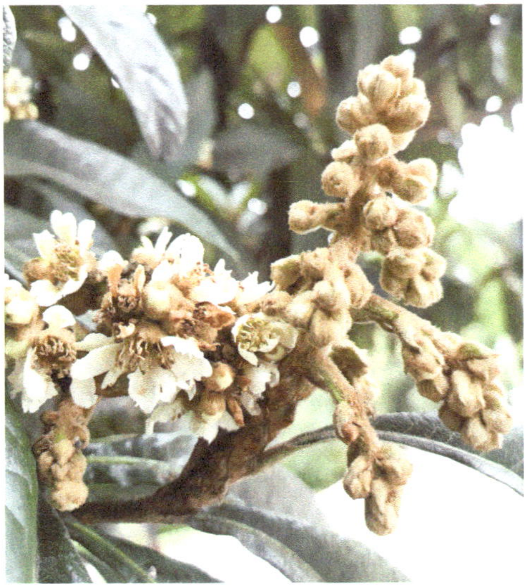

图 6-1　枇杷花

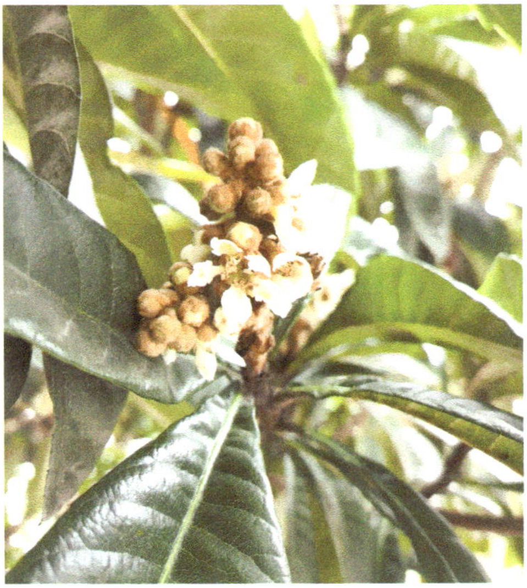

图 6-2　枇杷花

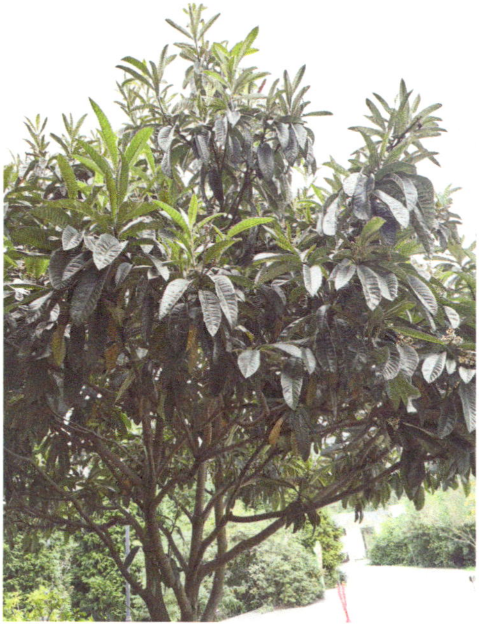

图 6-3　枇杷树

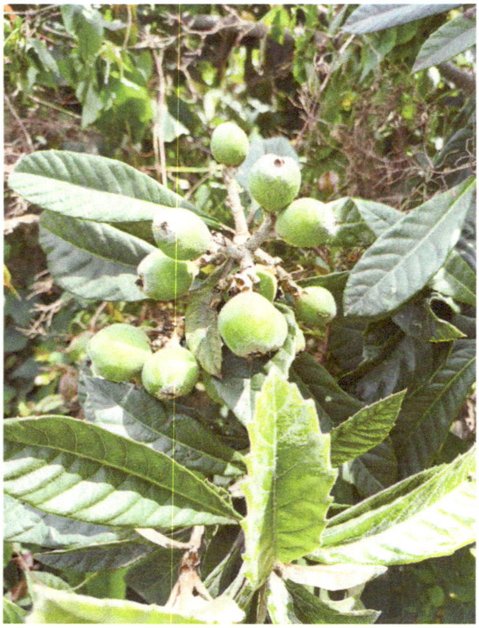

图 6-4　枇杷果实

【使用注意】脾虚泄泻、糖尿病患者忌食。妊娠妇女不宜过量食用。

【现代研究】

枇杷花主要含有三萜类、黄酮和酚类、挥发油、类胡萝卜素、蛋白质等；具有止咳、化痰、抗菌、抗炎、抗肿瘤、保肝等药理作用。

7. 爬岩姜

【布依族药名】应哈（罗甸）；把为热（贵定）；苦厄消（水城、六枝）

【俗名】骨碎补

【来源】槲蕨科植物槲蕨 *Drynaria fortunei*（kunze）J. Sml.

【植物形态】本品呈扁平长条状，多弯曲，有分枝，长 5 ~ 15 cm，宽 1 ~ 1.5 cm，厚 0.2 ~ 0.5 cm。表面密被深棕色至暗棕色的小鳞片，柔软如毛，经火燎者呈棕褐色或暗褐色，两侧及上表面均具凸起或凹下的圆形叶痕，少数有叶柄残基及须根残留。体轻，质脆，易折断，断面红棕色，维管束呈黄色点状，排列成环。无臭，味淡，微涩。

【生境与分布】附生于树上、山林石壁上或墙上。贵州各地均有分布；浙江、福建、台湾、广东、湖北、四川、云南等省也有分布。

【歌诀】爬岩强筋又健骨，跌打损伤能下路，风湿痹痛血离经，归入肝肾久病除。

【译注】爬岩姜即骨碎补，味苦性温，善活血行血止痛，治跌扑筋骨损伤，瘀血停积疼痛，亦能补肝肾、强筋健骨，主治肾虚，久泻及腰痛，风湿痹痛，齿痛，耳鸣等症。

【入药部位】根茎

【采集加工】冬季、春季采集，除去杂质，晒干。

【性味】味苦，性温。

【功效】补肝肾，强筋骨，活血，止血。主治肾虚，久泻及腰痛，风湿痹痛，齿痛，耳鸣，跌打闪挫，阑尾炎。

【用药经验】

爬岩姜、大血藤、接骨丹等配伍研碎外敷治疗骨折。骨碎补、泽兰各 15 g，浸酒服或用骨碎补、生姜各 30 g 捣敷用于骨折复位后肿痛。

《中药大辞典》记录：

治腰脚疼痛不止：骨碎补 50 g、桂心 75 g、牛膝 1.5 g（去苗）、槟榔 100 g、补骨脂 150 g（微炒）、安息香 100 g（入胡桃仁捣熟）。捣罗为末，炼蜜入安息香，和捣百余杵，丸如梧桐子大。每于食前，以温酒下二十丸。(《圣惠方》)

治耳鸣，亦能止诸杂痛：骨碎补去毛细切后，用生蜜拌，蒸，从巳至亥，暴干，捣末，用炮猪肾空心吃。(《雷公炮炙论》)

治肾虚耳鸣耳聋，并齿牙浮动，疼痛难忍：骨碎补 200 g，怀熟地、山茱萸，茯苓各 100 g，牡丹皮 75 g（俱酒炒），泽泻 40 g（盐水炒）。共为末，炼蜜丸。每服 25 g，食前白汤送下。(《本草汇言》)

治牙痛：鲜槲蕨 50～100 g（去毛）。打碎，加水蒸服。勿用铁器打煮。(《单方验方调查资料选编》)

治金疮，伤筋断骨，疼痛不可忍：骨碎补（去毛，麸炒微黄）、自然铜（细研）、虎胫骨（涂酥炙黄）、败龟（涂酥炙微黄）各 25 g，没药 50 g，上件药，捣细罗为散。每服 5 g，以胡桃仁半个，一处嚼烂，用温酒一中盏下之，日三、

四服。(《圣惠方》骨碎补散)

治打扑伤损：胡狲姜不以多少，生姜半之。上同捣烂，以罨损处，用片帛包，干即易之。(《百一选方》)

接骨续筋：骨碎补 200 g、酒 500 g，分十次内服，每日二次；另晒干研末外敷。(《泉州本草》)

治挫闪：骨碎补 100 g，杵烂，同生姜母、菜油、茹粉少许，炒敷患处。(《闽东本草》)

治关节脱位，骨折：在关节复位或正骨手术后，取槲蕨（去毛）和榔榆皮捣烂，加面粉适量，捣成糊状，敷伤处，2～3 日换药一次。(《浙江民间常用草药》)

治跌打损伤，腰背、关节酸痛：槲蕨（去毛）25～50 g。水煎服。(《浙江民间常用草药》)

治阑尾炎：鲜槲蕨（去毛）400 g，切碎，加大血藤 25 g、红枣 200 g。水煎服。(《浙江民间常用草药》)

治斑秃：鲜槲蕨 25 g，斑蝥五只，烧酒 150 g，浸十二天后，过滤擦患处，日 2～3 次。(《福建中草药》)

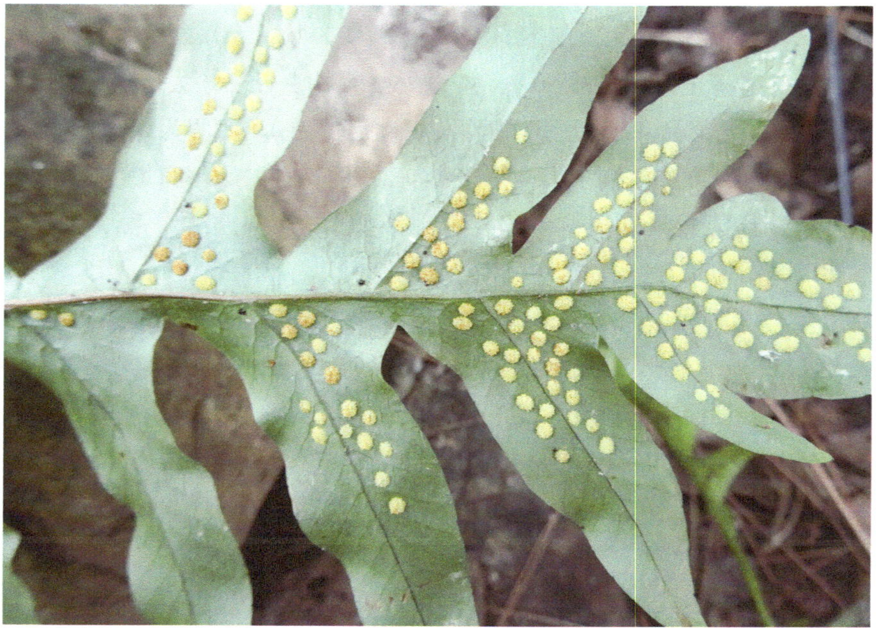

图 7-1　爬岩姜叶

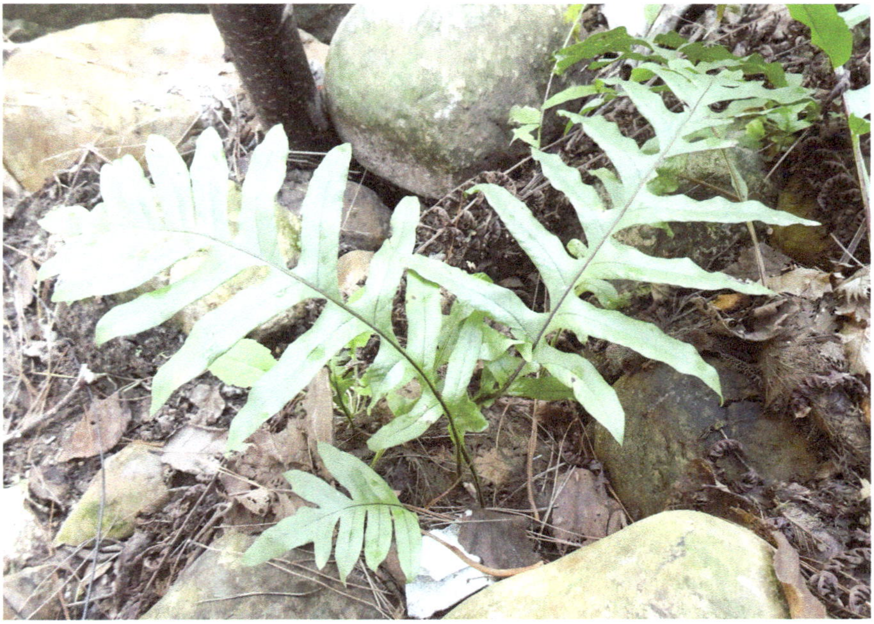

图 7-2 爬岩姜

【使用注意】骨碎补不宜与风燥药同用，对于血虚风燥、血虚有火、血虚挛痹者禁用；对阴虚内热及无瘀血者慎用。服用期忌羊肉、羊血、芸台菜。

【现代研究】

爬岩姜（骨碎补）药材所含的化学成分主要包括黄酮类、苯丙素类、三萜类、木脂素及甾体类等化合物，其药理作用主要包括抗骨质疏松作用、促骨折愈合作用、肾保护作用、抗炎作用、促进牙齿生长作用、防治氨基糖苷类耳毒性以及降血脂作用等。

8. 四块瓦

【布依族药名】细介瓦（罗甸）；把瓦（贵定）

【俗名】小四块瓦

【来源】金粟兰科金粟兰属植物 *Chloranthus henryi* Hemsl.

【植物形态】多年生草本。根状茎粗壮，黑褐色，具多数细长的棕色须根；茎直立，单生或数个丛生。叶对生，纸质，边缘具齿，端有一腺体。穗状花序顶生；苞片通常宽卵状三角形或近半圆形；花白色。核果球形，具短柄。

【生境与分布】多生于山谷林下阴湿处。贵州东部、南部、中部分布较多。

【歌诀】四块瓦性温味辛，祛风除湿活血引，寒湿麻木跌打伤，疮痈肿毒皆可尽。

【译注】四块瓦味辛，性温，有祛风，除湿，活血，散瘀。治风寒咳嗽，风湿麻木、疼痛，跌打损伤，疮痈及毒蛇咬伤。

【入药部位】根或全草

【采集加工】夏季、秋季采割，晒干。

【性味】味辛，性温。

【功效】祛风除湿，活血散瘀，解毒。主风湿痹痛，肢体麻木，风寒咳嗽，跌打损伤，疮痈及毒蛇咬伤。

【用药经验】

水煎服，10～15 g。疮痈肿毒。

【使用注意】孕妇禁服。

【现代研究】

含有重楼排草甙（paridiformoside），甙元为仙客来甙元（cyc1amiretin）。

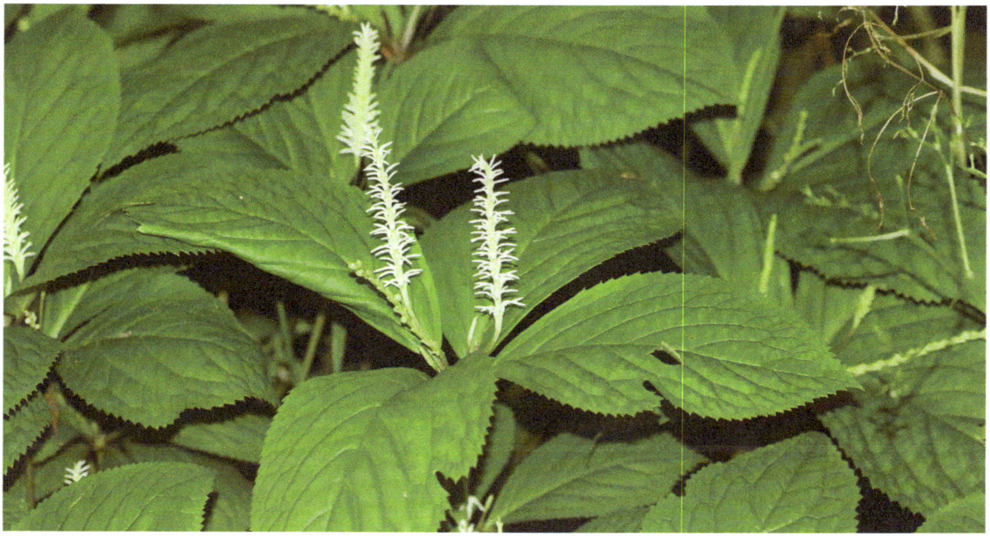

图 8-1　四块瓦

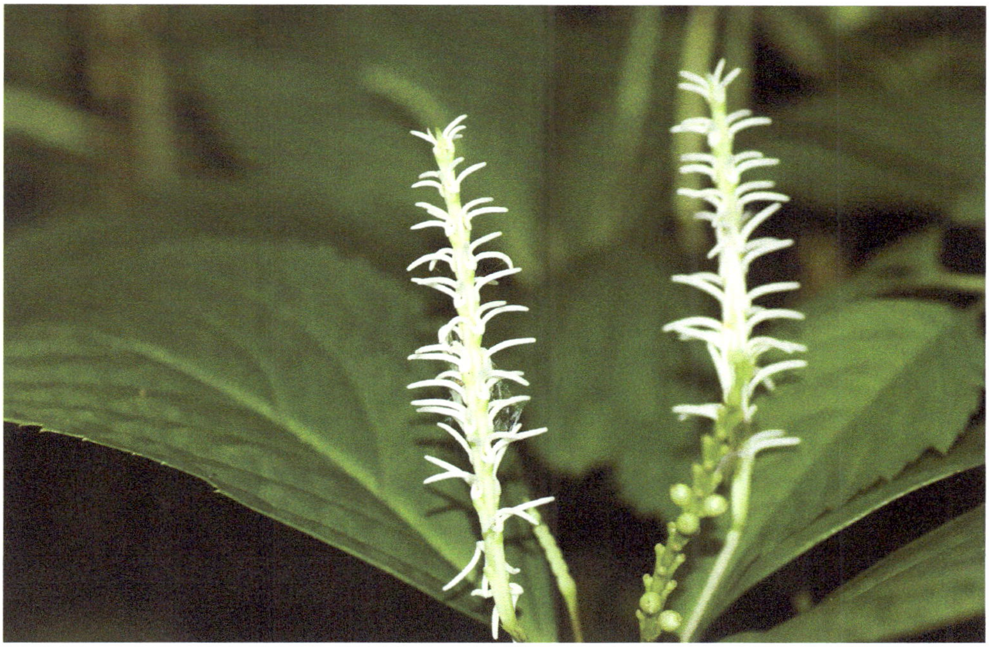

图 8-2　四块瓦花

9. 生姜

【布依族药名】应（罗甸、贵定）；青官（水城、六枝）

【俗名】姜

【来源】姜科植物 *Zingiber officinale.*

【植物形态】多年生草本。根茎肥厚，多分枝，有芳香及辛辣味。叶片无毛，无柄。穗状花序球果状，花冠黄绿色，短于花冠裂片，有紫色条纹及淡黄色斑点，侧裂片卵形，雄蕊暗紫色。

【生境与分布】目前均为栽培。全国各地均产。

【歌诀】生姜微温，散寒温中，痰嗽呕吐，开胃极灵。

【译注】生姜微温，可散风寒，又辛辣入肺，开豁冲散，入胃而运湿化痰，具有散风寒、止呕、化饮之功，可治风寒感冒、胃寒呕吐以及肺有寒邪之痰多

咳嗽诸证。尤善温中焦、理胃气，善治各种原因引起的腹痛呕恶，可增进食欲，以开胃。

【入药部位】根茎

【采集加工】秋季、冬季采挖，鲜用。

【性味】味辛，性微温。

【功效】解表散寒，温中止呕，化痰止咳。主治风寒感冒，胃寒呕吐，寒痰咳嗽。

【用药经验】

生姜适量，放在热灰中煨热切开擦患处，治冻疮。

【使用注意】热盛及阴虚内热者应忌服。

【现代研究】

生姜含有多种活性物质，化学成分可归属为 3 类：姜挥发油、二苯基庚烷和姜辣素。

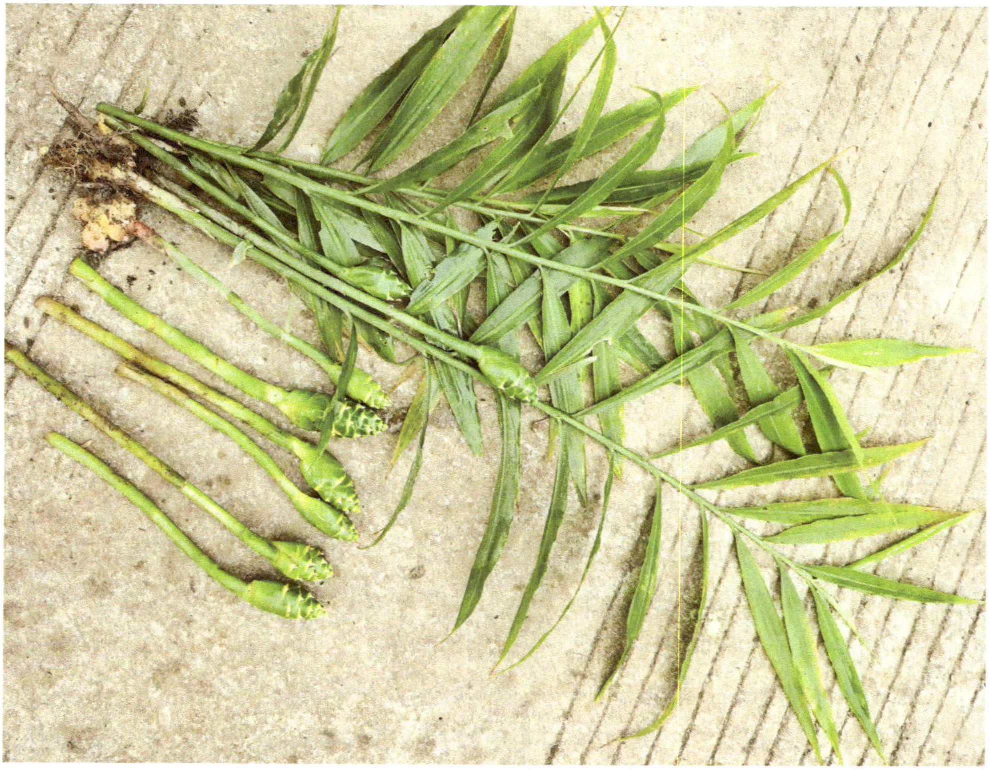

图 9-1　生姜

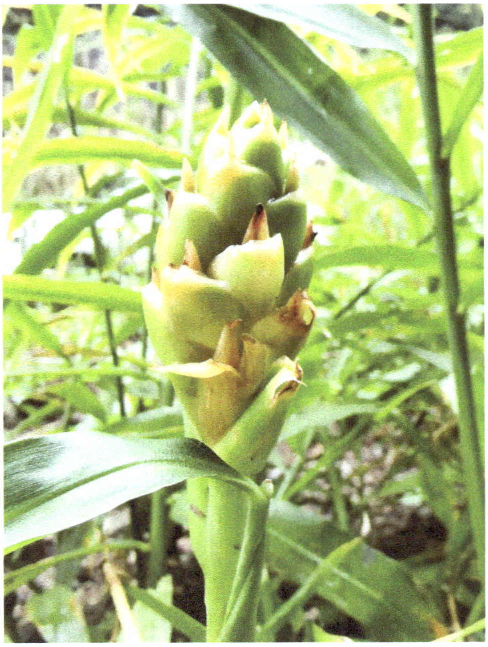

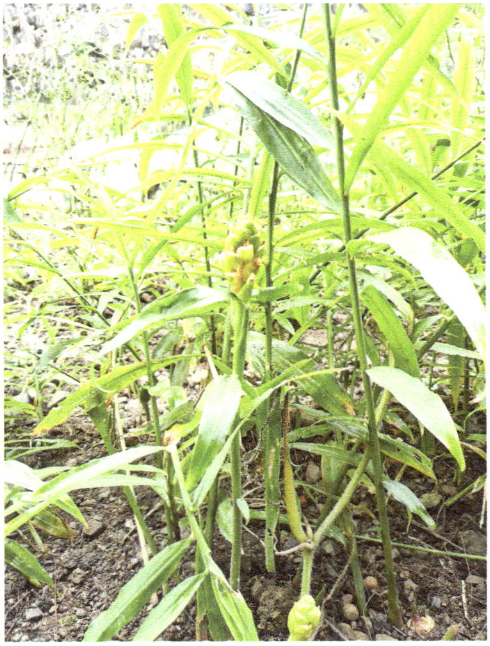

图 9-2　生姜

10. 田基黄

【布依族药名】那定皆（罗甸）；把太定（贵定）；把阿（水城、六枝）

【俗名】对叶草、细瓜米叶、香排草

【来源】藤黄科植物地耳草 *Hypericum japonicum* Thunb. ex Murray.

【植物形态】一年生或多年生草本。茎直立或外倾或匍地而在基部生根，在花序下部不分枝或各式分枝。叶无柄。花序具 1 ~ 30 多花。蒴果短圆柱形至圆球形，无腺条纹。种子淡黄色，圆柱形，两端锐尖，全面有细蜂窝纹。

【生境与分布】生于田野较潮湿处。贵州分布于贵阳、遵义及独山、惠水、雷山、榕江、毕节等地；广布长江流域及以南各省（区）。

【歌诀】田基黄味甘苦凉，清热利湿解毒强，散瘀消肿治跌打，黄疸泄痢痈疖肠。

【译注】田基黄味甘、苦、性凉，功效为清热利湿，解毒，散瘀消肿。主治湿热、黄疸、泄泻、痢疾、肠痈、痈疖肿毒、乳蛾、口疮、目赤肿痛、毒蛇咬伤、跌打损伤。

【入药部位】全草

【采集加工】春季、夏季采收，晒干。

【性味】味甘、苦，性凉。

【功效】清热利湿，解毒，散瘀消肿。主治湿热，黄疸，泄泻，痢疾，肠痈，痈疖肿毒，乳蛾，口疮，目赤肿痛，毒蛇咬伤，跌打损伤。

【用药经验】

田基黄、柳树虫渣、棉花菜各适量，水煎服，治肝炎。

【使用注意】孕妇禁用。

【现代研究】

田基黄为异巴西红厚壳素（Ⅰ），槲皮素（Ⅱ），山柰酚（Ⅲ），槲皮素-7-O-鼠李糖苷（Ⅳ），槲皮苷（Ⅴ），异槲皮苷（Ⅵ），槲皮素-3-D-葡萄糖醛酸苷（Ⅶ），田基黄双咄酮（Ⅷ），3，8"-biapige—nin（Ⅸ），白桦酸（Ⅹ），豆甾醇（Ⅺ），豆甾醇-3-D-葡萄糖苷（Ⅻ）。

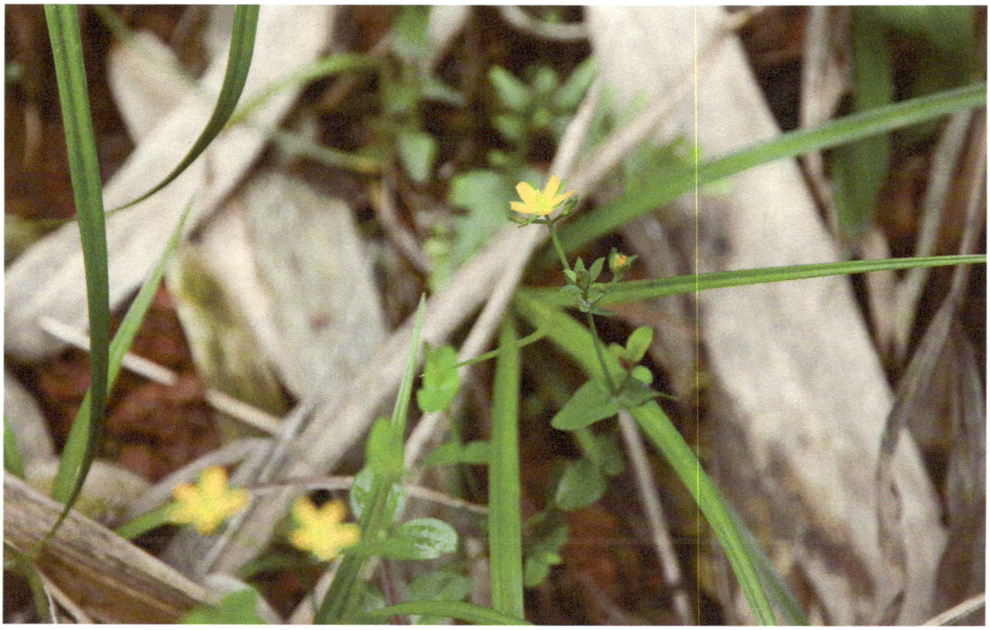

图 10-1　田基黄花

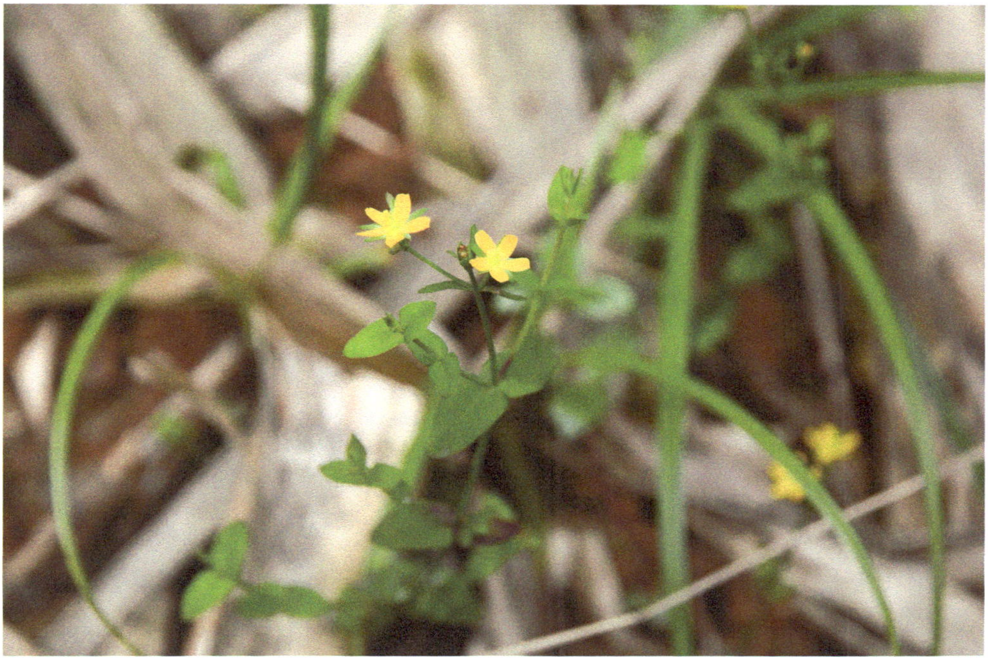

图 10-2　田基黄花

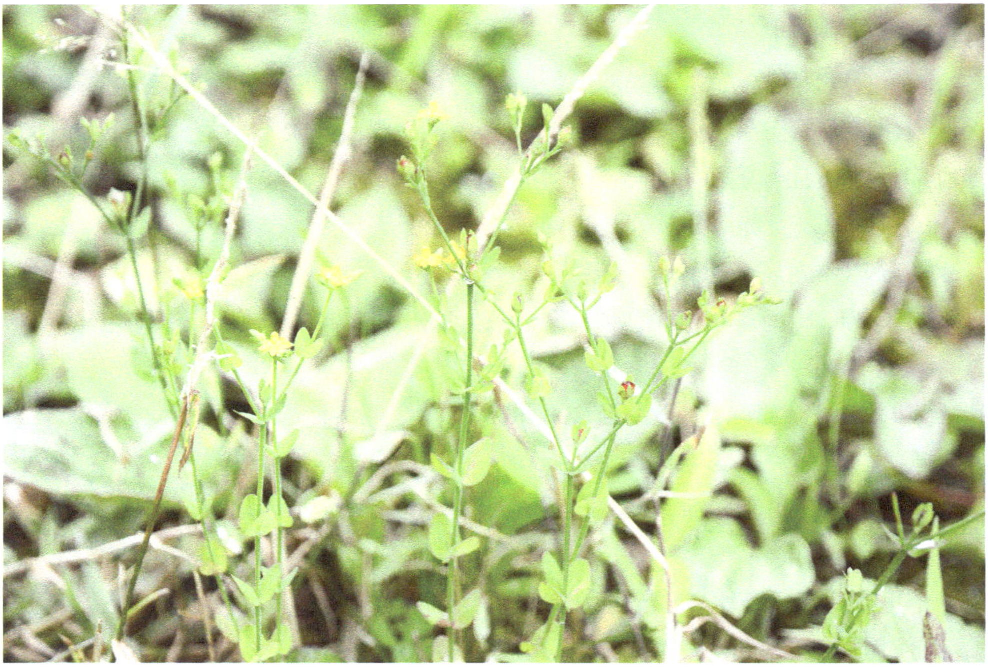

图 10-3　田基黄

11. 千里光

【布依族药名】那大音（罗甸）；把林厄（贵定）；高堂钱（水城、六枝）

【俗名】千里及

【来源】菊科植物千里光 *Senecio scandens* Buch.-Hamex D. Don.

【植物形态】多年生攀援草本。根状茎木质，粗，径达 1.5cm。茎伸长，弯曲，长 2～5 m，多分枝，被柔毛或无毛，老时变木质，皮淡色。叶具柄，叶片卵状披针形至长三角形。头状花序有舌状花，多数，在茎枝端排列成顶生复聚伞圆锥花序；花冠黄色，檐部漏斗状。瘦果圆柱形，长约 3 mm，被柔毛。

【生境与分布】生于疏林及灌丛中。贵州各地均有分布；我国西北部、中部、东南部、西南其他地区也有分布。

【歌诀】本草拾遗千里及，清热解毒总相宜，外感风热实火盛，湿疹疖痈皆可及。

【译注】本品有清热、解毒、杀虫、明目之效。治各种急性炎症性疾病，风火赤眼，目翳，伤寒，菌痢，大叶肺炎，扁桃体炎，肠炎，黄疸，流行性感冒，毒血症，败血症，痈肿疖毒，干湿癣疮，丹毒，湿疹，烫伤，滴虫性阴道炎。用于风热感冒、目赤肿痛、泄泻痢疾、皮肤湿疹疮疖。

【入药部位】全草

【采集加工】秋季枝叶茂盛、花将开放时采割，鲜用或晒干。

【性味】味苦、辛，性寒。

【功效】清热解痛，明目退翳，杀虫止痒。主治流感，上呼吸道感染，肺炎，急性扁桃体炎，腮腺炎，急性肠炎，滴虫性阴道炎，黄疸，胆囊炎，菌痢，急性尿路感染，目赤肿痛，痈肿疖毒，丹毒，湿疹，干湿癣疮，烧烫伤。

【用药经验】

千里光适量，煎水，取清液洗眼，治角膜炎。

【使用注意】体禀虚寒、孕妇慎用。

【现代研究】

化学成分：富含生物碱，萜类和黄酮等重要化合物。黄酮是千里光的主要化合物之一，国内外学者研究表明其具有抗氧化活性，抗炎效果极好。

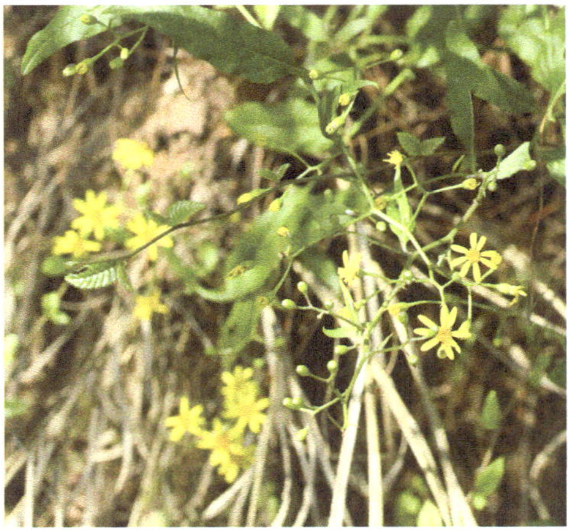

图 11-1　千里光

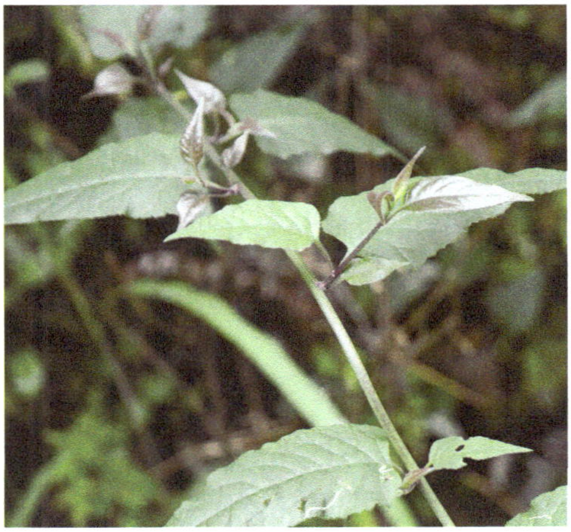

图 11-2　千里光叶

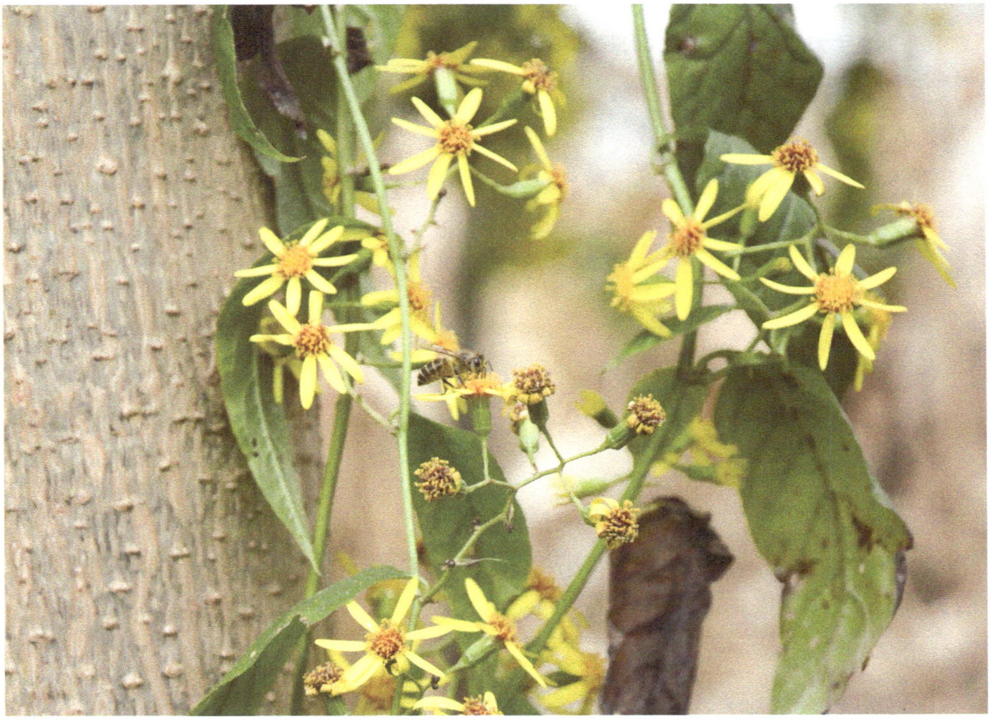

图 11-3　千里光花

12. 小过路黄

【布依族药名】那大音（罗甸）；把雨（贵定）

【俗名】小对叶草、小对月草、小种癀草

【来源】藤黄科植物贯叶连翘 *Hypericum perforatum* L.

【植物形态】多年生草本，高 20 ~ 60 cm，全体无毛。茎直立，多分枝，茎及分枝两侧各有 1 条纵线棱。叶无柄，彼此靠近密集，椭圆形至线形，坚纸质，上面绿色，下面白绿色，全面散布淡色但有时黑色腺点。花序为 5 ~ 7 朵花二歧状的聚伞花序，生于茎及分枝顶端，多个再组成顶生圆锥花序。蒴果长圆状卵珠形，具背生腺条及侧生黄褐色囊状腺体。种子黑褐色，圆柱形，具纵向条棱，两侧无龙骨状突起，表面有细蜂窝纹。花期 7—8 月，果期 9—10 月。

【生境与分布】生于山坡路旁或杂草丛中。贵州分布于贵阳及独山、兴义、罗甸等地；河北、陕西、山东、河南、湖北、四川等省也有分布。

【歌诀】收敛止血过路黄，腮肿咽热口鼻疮，月事不调乳难下，吐衄崩漏服之尝。

【译注】本品性平味苦，有收敛止血、调经通乳、清热解毒、利湿之功效。治咯血，吐血，肠风下血，外伤出血，风湿骨痛，口鼻生疮，肿毒，汤火伤，哺乳期乳汁难下。

【入药部位】全草或带根全草。

【采集加工】夏季、秋季采收，鲜用或晒干。

【性味】味苦、涩，性平。

【功效】清热解毒，收敛止血，调经通乳，利湿。主治各种出血，崩漏，月经不调，产妇乳汁不下，黄疸，咽喉疼痛，目赤肿痛，小便淋漓，口鼻生疮，痈疖肿毒，烫火伤。

【用药经验】

治吐血：贯叶连翘 25 ~ 50 g（与仙鹤草、六月雪同用）。煎水服。（《南京民间药草》）

治黄疸肝炎：小对叶草 100 g。煎水服。(《贵州草药》)

治汤火灼伤：贯叶连翘研末，调麻油搽。(《四川中药志》)

【使用注意】脾胃虚寒者忌用。

【现代研究】

抗微生物与寄生虫作用；镇痛作用；对心血管的作用；对中枢神经系统的影响；其他作用等。本品有收敛、止血和利胆等作用。

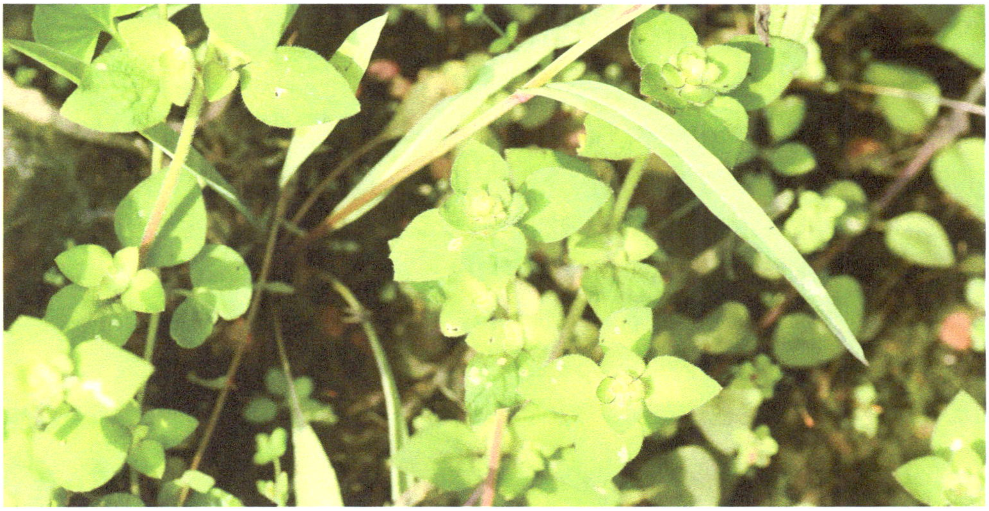

图 12-1　小过路黄

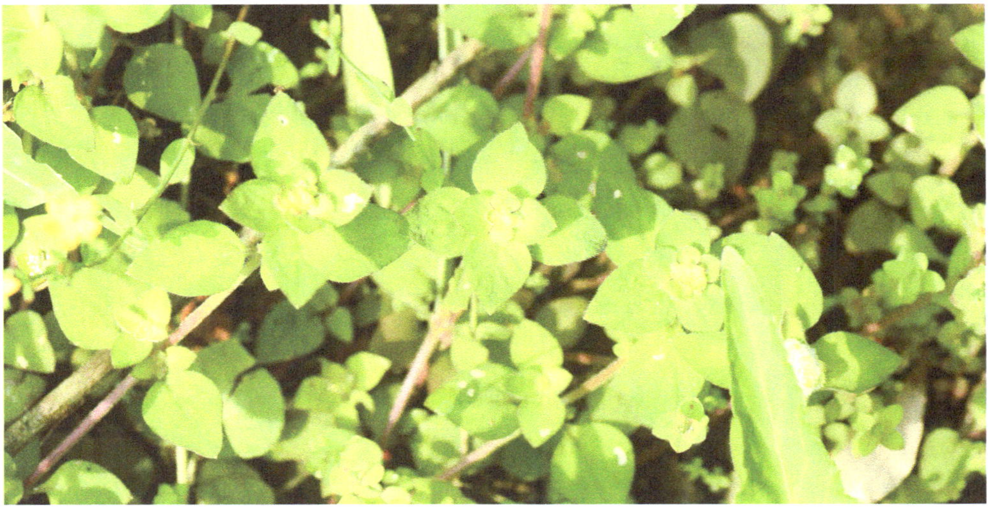

图 12-2　小过路黄

13. 灯笼草

【布依药名】那命麻（罗甸）；把（贵定）

【俗名】黄花地丁、蒲公英

【来源】菊科植物蒲公英 *Taraxacum mongolicum* Hand.-Mazz. 的全草。

【植物形态】多年生草本。根垂直。叶莲座状平展，矩圆状倒披针形或倒披针形，长 5 ~ 15 cm，宽 1 ~ 5.5 cm，羽状深裂，侧裂片 4 ~ 5 对，矩圆状披针形或三角形，具齿，顶裂片较大，戟状矩圆形，羽状浅裂或仅具波状齿，基部狭成短叶柄，被疏蛛丝状毛或几无毛。花葶数个，与叶多少等长，上端被密蛛丝状毛。总苞淡绿色，外层总苞片卵状披针形至披针形，边缘膜质，被白色长柔毛，顶端有或无小角，内层条状披针形，长于外层的 1.5 ~ 2 倍，顶端有小角；舌状花黄色。瘦果褐色。花期 4—9 月，果期 5—10 月。

【生境与分布】生于田野间、山坡草地、路旁及河岸沙地等。全国大部分地区均有分布。

【歌诀】灯笼草性味苦寒，清热解毒利湿疸，内火牙痛食毒化，疔疮痈毒尽相安。

【译注】本品味苦、甘，性寒。归肝、胃经。功能清热解毒，消痈散结，利湿通淋。本品清热解毒力较强，且味甘而不伤脾胃，用治痈肿疔毒，不论外痈或内痈，俱可选用；入肝、胃二经，兼能通经下乳，而乳头属肝，乳房属胃，故尤宜用治热毒壅结于肝胃而发为乳痈者；清肝及胃、肺之热，可用治肝热目赤、胃火牙龈肿痛、肺热咽喉不利及咳嗽等多种脏腑热证；又有较好的清利湿热作用，故常用治黄疸、淋证、泻痢等湿热病症。此外，食物中毒也可应用。

【入药部位】全草

【采集加工】4—5 月采收，洗净，晒干。

【性味】味甘苦，性寒。

【功效】清热解毒，消痈散结。主治乳痈，肺痈，肠痈，痄痈，瘟病，疔毒疮肿，目赤肿痛，感冒发热，咳嗽，咽喉肿痛，胃炎，肠炎，痢疾，肝炎，胆囊炎，尿路感染。

【用药经验】

可治乳腺炎：灯笼草 50 g，水煎服，另取 50 g 捣烂敷患处。

【使用注意】孕妇禁用；凡脾虚泄泻及痰湿盛者慎用。

【现代研究】

化学成分：含蒲公英甾醇、胆碱、菊糖、果胶等。

药理作用：抗病原微生物作用、抗肿瘤作用、抗胃溃疡作用、提高免疫功能等。

临床应用：①治疗小儿流行性腮腺炎：取鲜蒲公英 20 g，捣碎加鸡蛋清 1 个、白糖少许，调成糊状，外敷患处，每日 1 次。②治疗急性扁桃体炎：蒲公英干品，每日 120 g，病重者每日 180 g，煎水分 4 次服。

开发：复方蒲公英片、消炎解毒丸，蒲公英黄芩注射液、四合素片。

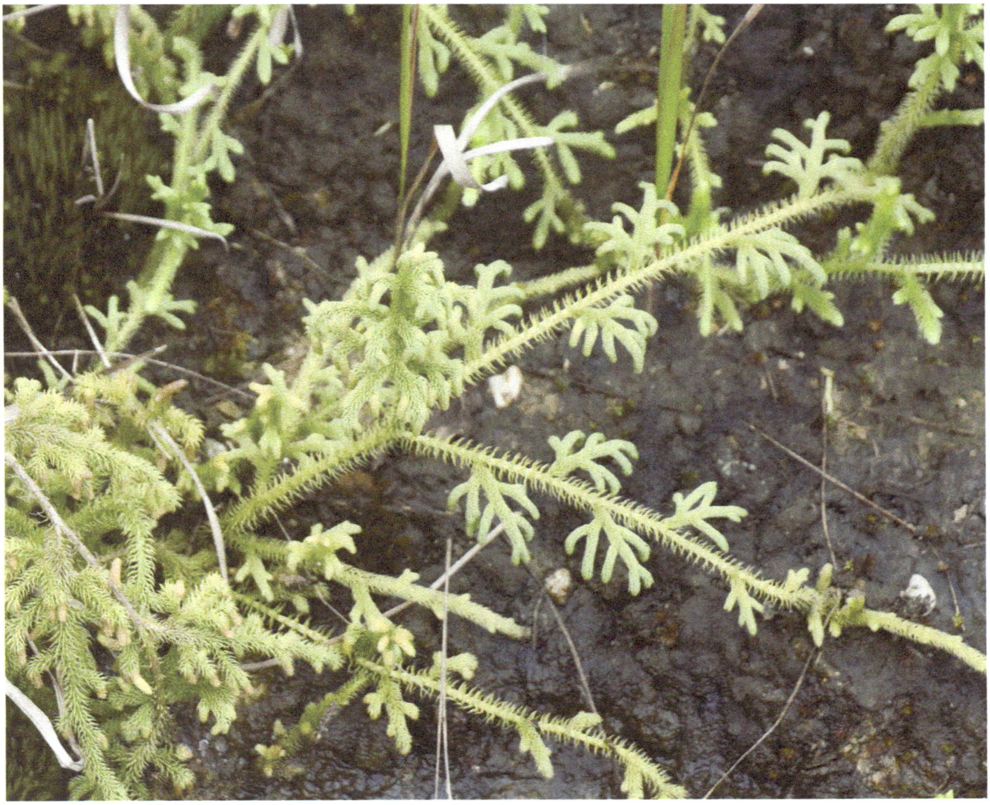

图 13-1　灯笼草

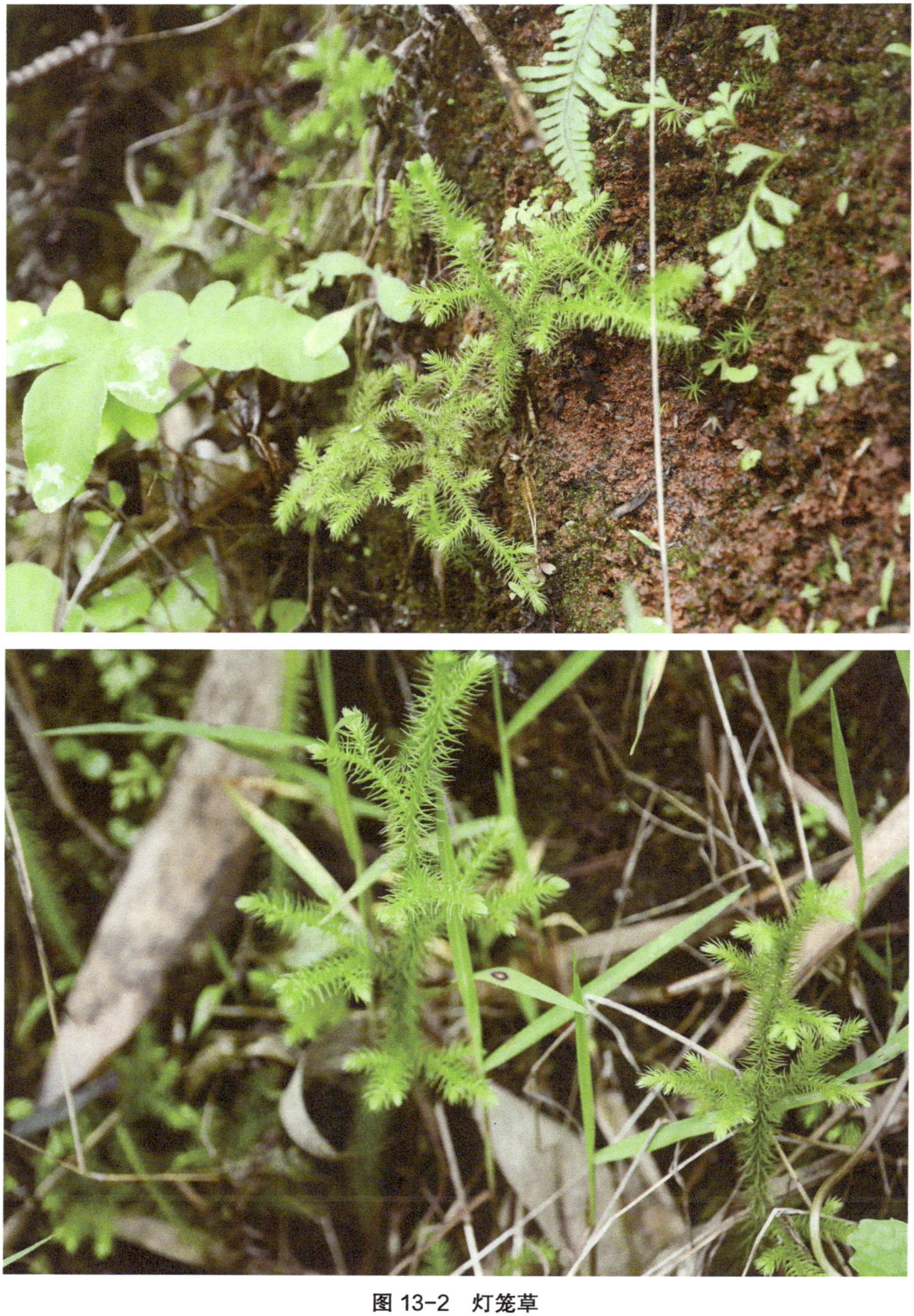

图 13-2　灯笼草

14. 红禾麻

【布依药名】雅来（罗甸）；从令（贵定）；把勒拎（水城、六枝）

【俗名】艾麻草、野绿麻、禾麻草

【来源】荨麻科植物珠芽艾麻 *Laportea bidbif´era*（Sieb. et Zucc.）Wedd. 的全草。

【植物形态】珠芽艾麻，多年生草本，高达 80 cm。根纺锤形。有棱，疏生螫毛。单叶互生；叶柄长 3 ~ 6 cm，有稀疏螫毛；通常托叶腋生出 1 ~ 3 个褐色小珠芽；叶片卵形或椭圆形，长 8 ~ 13 cm，宽 3 ~ 6 cm，先端短渐尖，基部宽楔形或圆形，叶缘有圆齿状锯齿。雌雄同株，雌雄花均呈圆锥花序；雄花序腋生，长达 4 cm；雄花被 4 ~ 5 裂，白色，雄蕊与花被裂片同数而对生，退化子房杯状；雌花序顶生，长达 15 cm，通常向一侧分枝，密生短毛，雌花有短柄，雌花被 4 全裂，不相等，淡绿色，内侧 2 片，花后增大；子房初直立，后斜生，柱头线形。瘦果圆倒卵形，扁平，长 2.5 ~ 3 mm。花期 6—8 月，果期 8—12 月。

【生境与分布】生于山地、林下或林边。贵州分布于黔东南、黔南及松桃等地；云南、四川、湖南等地也有分布。

【歌诀】红禾麻味辛性温，祛风除湿止痹根，水肿跌打疗肢麻，小儿疳积疗效稳。

【译注】红禾麻性温、味辛，具有健脾消积的功效。主治小儿疳积。此外，本品的根具有祛风除湿，活血止痛之功效。主治风湿痹痛、肢体麻木，肾炎水肿、跌打损伤等。

【入药部位】全草或根

【采集加工】秋季采挖，洗净，鲜用或晒干。

【性味】味辛，性温。

【功效】全草：主治小儿疳积。根：祛风、除湿、活血。

【用药经验】

马蜂窝、红禾麻各适量，捣烂煎水外洗，治风湿。

【使用注意】本种植株上有刺毛，接触皮肤后会引起红肿，瘙痒和疼痛。

【现代研究】

化学成分：主要包括儿茶素类、黄酮类、鞣质类、香豆素类、挥发油类以及糖类及其苷类、氨基酸及多肽、维生素、各种微量元素。

药理作用研究集中于对其镇痛抗炎、免疫抑制、对类风湿性关节炎的治疗作用的研究。

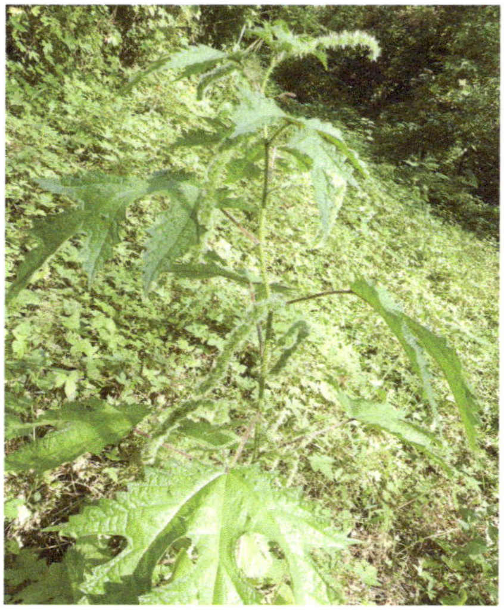

图 14-1　红禾麻

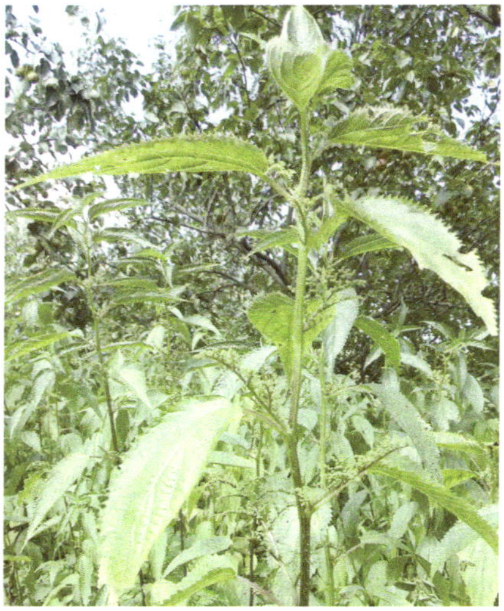

图 14-2　红禾麻

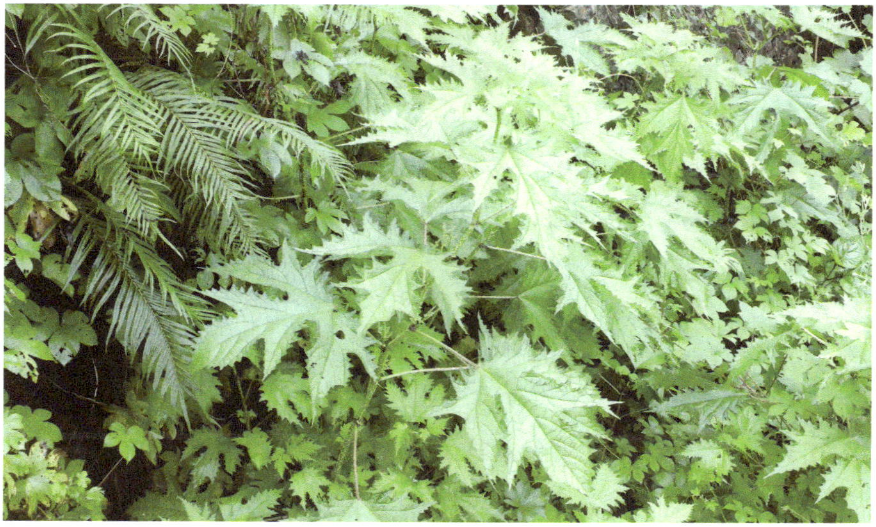

图 14-3　红禾麻

15. 观音草

【布依药名】那龙（罗甸）；亚害（贵定）

【俗名】小九龙盘、地螟蚣

【来源】百合科植物吉祥草 *Reineckia carwra*（Andr.）Kunth. 的全草。

【植物形态】多年生草本，根状茎匍匐，具节节间长 1 ~ 2 cm。叶 3 ~ 8 枚，簇生于根状茎顶端，条形或披针形，长 10 ~ 38 cm，宽 0.5 ~ 3.5 cm，先端渐尖，向下渐狭，深绿色。花葶短于叶，长 5 ~ 15 cm，穗状花序长 2 ~ 6.5 cm，多花；苞片卵状三角形，膜质，淡褐色或带紫色；花芳香，粉红色，花被片合生成短管状，上部 6 裂；裂片开花时反卷，矩圆形；雄蕊 6，花丝丝状，花药近矩圆形，背部着生；子房瓶状。浆果球形，鲜红色。花期 7—8 月。

【生境与分布】性喜湿润环境，较耐寒耐阴。生于阴湿山坡、山谷及密林下，海拔 170 ~ 3200 m。贵州省各地都有分布。

【歌诀】观音吉祥草，止咳利咽效，甘寒清润肺，肿痛疮毒消。

【译注】本品味甘，性凉，具有润肺止咳，解毒利咽，消肿止血之功效，适用于感冒发烧、咳嗽，咽喉肿痛，风湿痛，疮疖，疔毒，跌打损伤等证。

【入药部位】全草

【采集加工】四季均可采收，鲜用或晒干。

【性味】味甘，性凉。

【功效】润肺止咳，凉血止血，解毒利咽。

【用药经验】

观音草、和尚头各适量，捣烂，敷患处，治骨折。

【使用注意】脾胃虚寒，气血两虚者不宜使用。

【现代研究】

化学成分：β-胡萝卜苷，β-豆甾醇-3-O-β-D-吡喃葡萄糖苷，肌 - 肌醇，潘托洛皂苷元，凯提皂苷元，凯提5-O-β-D-吡喃葡萄糖苷，新蜘蛛抱蛋苷，万年青 1–O–α–L–吡喃鼠李糖 –（1–2）–β–D–木吡喃糖苷，槲皮素 –3–O–α–L–吡喃鼠李糖 –（1–6）–β–D–吡喃葡萄糖苷。

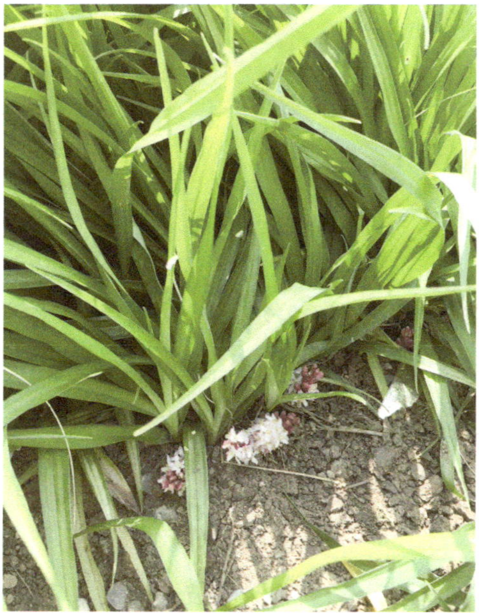

图 15–1　观音草

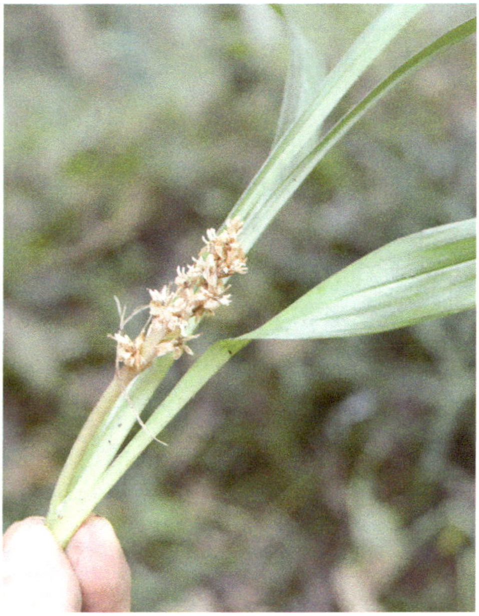

图 15–2　观音草花

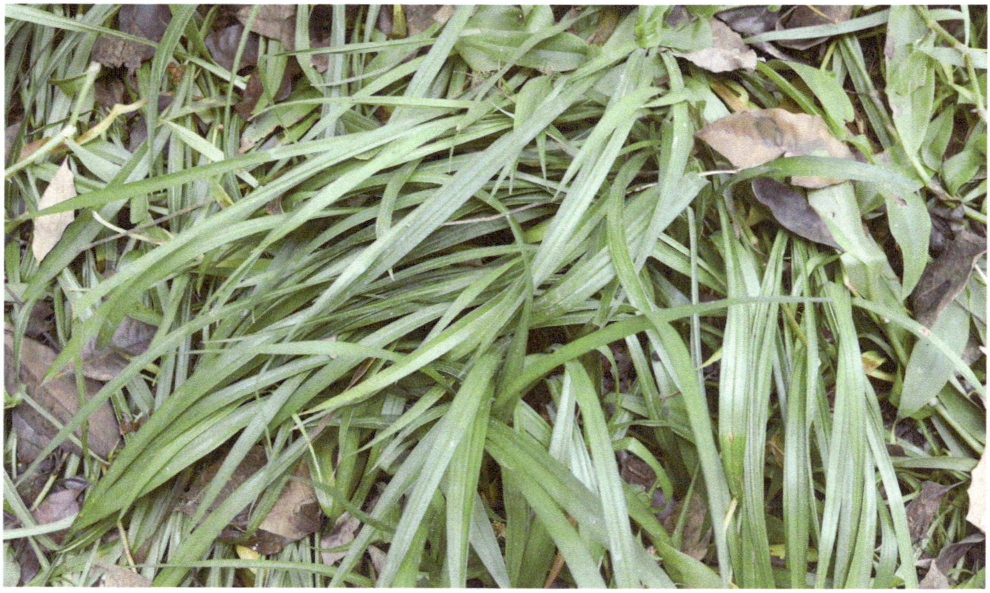

图 15–3　观音草

16. 伸筋草

【布依药名】难（罗甸）

【俗名】狮子尾、狮子草、石松

【来源】石松科植物石松 *Lycopodium japonicum* Thumb. 的全草。

【植物形态】匍匐茎蔓生，长 2 ~ 3 m 左右，分支有叶疏生，直立茎高 15 ~ 30 cm，分支；营养枝多回分叉，密生叶，叶针形，长 3 ~ 4 mm，顶部有易落的芒状长尾；孢子枝从第二、三年营养枝上长出，远高出营养枝，叶疏生；孢子囊穗圆柱形，3 ~ 6 个生于孢子枝顶端，长 2.5 ~ 5 cm，泡子叶卵状三角形，顶端急尖而具尖尾，边缘有不规则的锯齿，孢子囊肾形。孢子同形。

【生境与分布】生于低山的酸性土草地、阔叶林边及马尾松林中。分布于贵州各地；东北、内蒙古、河南及长江以南各省区也有。

【歌诀】伸筋草性苦辛温，祛风止痛经络奔，肢麻酸胀寒湿痹，跌打肿伤效亦肯。

【译注】伸筋草性温，具有祛风止痛、舒筋活络的作用，适用于四肢麻木、关节酸痛、屈伸不利风之寒湿痹证。

【入药部位】全草

【采集加工】夏季采收，晒干。

【性味】味苦、微辛，性温。

【功效】祛风除湿，舒筋活络。本品善温通经络，用治痹痛，筋脉拘挛、关节屈伸不利及肢体软弱、麻痹之证；又能舒筋消肿，用治跌打损伤，瘀血肿痛。

【用药经验】治眼翳：伸筋草、木姜、青木香各适量，熬水熏眼。

治疗手足痉挛，用伸筋草汤浸泡法治疗脑血管意外后遗症之手足拘挛。

【使用注意】孕妇及出血过多者忌服。

【现代研究】

化学成分：化学成分含多种生物碱、α-芒柄花素等有效成分。

药理作用：抗炎、镇痛、解热调节免疫、治疗类风湿性关节炎、预防性治疗实验性矽肺有良好的疗效。

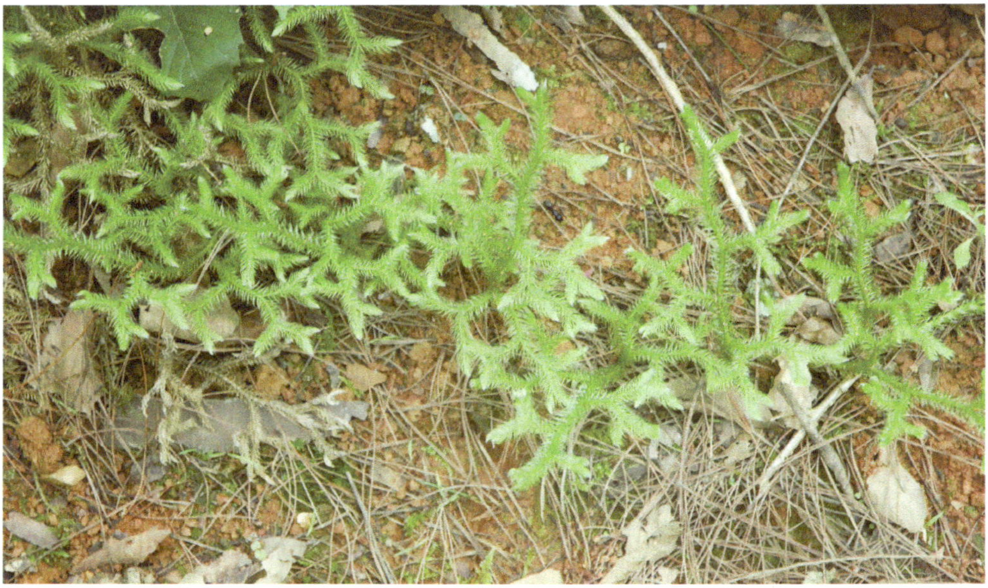

图 16-1 伸筋草

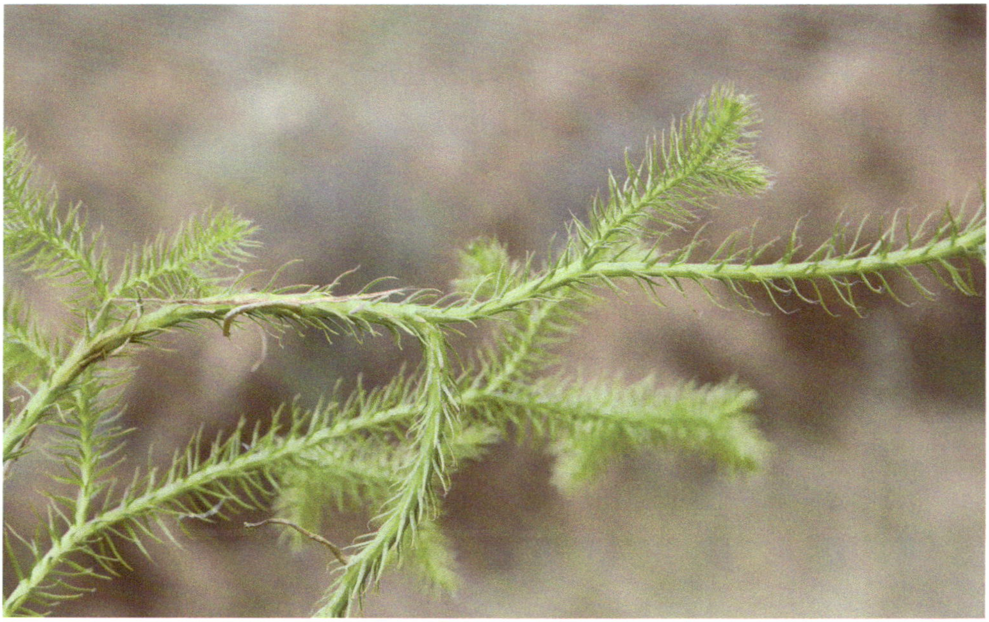

图 16-2 伸筋草

17. 尿结药

【布依药名】那怕应（罗甸）；把零时翁（贵定）

【俗名】毛锥子、化石草、大力子、牛蒡

【来源】菊科植物牛 *Arctium lappa* L. 的果实。

【植物形态】二年生草本，高 1 ~ 2 m。根粗壮，肉质，圆锥形。茎直立，带紫色，有微毛，上部多分枝。基生叶丛生，茎生叶互生，叶宽卵形或心形，长 40 ~ 50 cm，宽 30 ~ 40 cm，上面绿色，无毛，下面密被灰白色绒毛，全缘，波状或有细锯齿，顶端圆钝，基部心形，有柄，上部叶渐尖小。头状花序丛生或排成伞房状，有柄；总苞球形；总苞片披针形，顶端钩状内弯；花全部筒状，淡紫色，顶端 5 齿裂，裂片狭。瘦果椭圆形或倒卵形，灰黑色；冠毛短刚毛状。花期 6—7 月，果期 7—8 月。

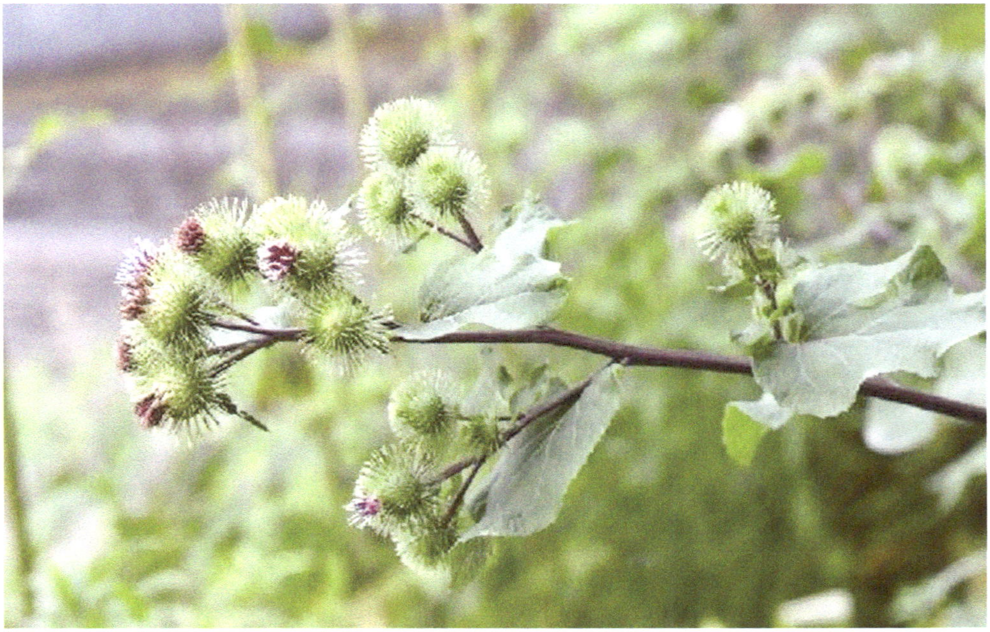

图 17-1 尿结药

【生境与分布】生于村落路旁、山坡、草地，常有栽培。贵州各地均有分布；东北至西南等地也产。

【歌诀】尿结药苦，能除疮毒，瘾疹风热，咽痛可逐。

【译注】尿结药辛散苦泄，性寒清热，清泄透散，具有疏散风热、宣肺透疹、利咽解毒之效，可治疮痈肿毒、麻疹、风疹、瘾疹以及风热感冒、咽喉肿痛和痄腮喉痹等。

【入药部位】果实

【采集加工】秋季果实成熟时采收，除去杂质，晒干。

【性味】味微苦，性凉。

【功效】疏散风热，利咽透疹，解毒消肿。主治风湿表证，温病卫分证，疹出不透，咽喉肿痛，疮痈，丹毒。

【用药经验】

淋巴结肿大：尿结药 6 g、银花 12 g、蝉蜕 3 g、生地 12 g，水煎服。

预防猩红热，取牛蒡子炒研成粉，过筛储存备用。2～5 岁每次 1 g，5～9 岁每次 1.5 g，10～15 岁每次 2 g，每日 3 次，共服 2 天。

【使用注意】牛蒡子性冷而滑利，故气虚面白，大便自利者，切勿妄投本品。牛蒡子富含油质成分，其性滑利，有导泻作用，故气虚而大便溏泻者应慎用。过敏体质者慎用。

【现代研究】

化学成分：含牛蒡苷、罗汉松脂酚、络石苷元、倍半木质素 AL-D 及 AL-F 等。

药理：抗菌抗病毒作用；降血糖作用；牛蒡苷的作用；钙拮抗作用；抗肿瘤抗诱变作用；对肾病的作用。

18. 杠板归

【布依族药名】把傍热（贵定）

【俗名】老虎刺，刺酸浆，蛇倒退，蛇不过

【来源】廖科植物杠板归 *Polygonum perfoliatum* Aer/foliatum 的全草。

【植物形态】多年生蔓生草本，全体无毛。因全身有刺，蛇难靠近，又有蛇倒退之称。茎有棱，棱上有倒生钩刺，呈紫红色或紫棕色，根横断面黄白色，有髓心或中空。多分枝，绿色，有时带红色，长 1 ~ 2 m。叶互生，其形状近于三角形，淡绿色，下面叶脉疏生钩刺，有时叶缘亦散生钩刺，叶片多皱卷，叶柄盾状，几与叶片等长，有倒生钩朝。托叶鞘叶状，圆形或卵形，包茎，直径 2 ~ 3 cm。短穗状花序。顶生或生于叶腋，花小，多数；有苞，每苞含 2 ~ 4 花，花被 5 裂，呈淡红紫色，裂片卵形，随果实大而增大，变为肉质；雄蕊 8，雌蕊 1，子房卵圆形，花柱 3 叉状。瘦果球形，暗褐色，有光泽，包在蓝色花被内。气微，味微酸。可入肺经及膀胱经。

【生境及分布】生于荒芜的沟岸、河边，全国各地均有分布。

【栽培】喜温暖，向阳环境。以较肥沃的夹沙土栽培为好。

【歌诀】杠板归名蛇倒退，小肠肺经酸苦归，全身有刺蛇不过，解毒消肿疗疮溃。

【译注】杠板归因其全身有刺故又名蛇倒退，归小肠、肺经，具有利水消肿之效，味苦可清热，酸入肝经，可活血，鲜品捣烂敷蛇咬伤患处可疗疮，并且具有清热解毒的功效。

【入药部位】全草入药。

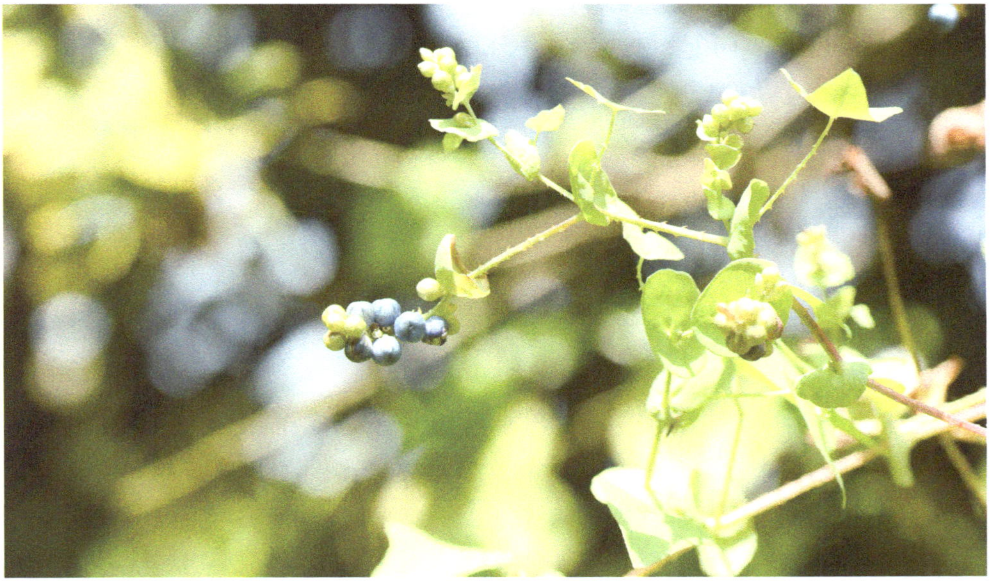

图 18-1　杠板归

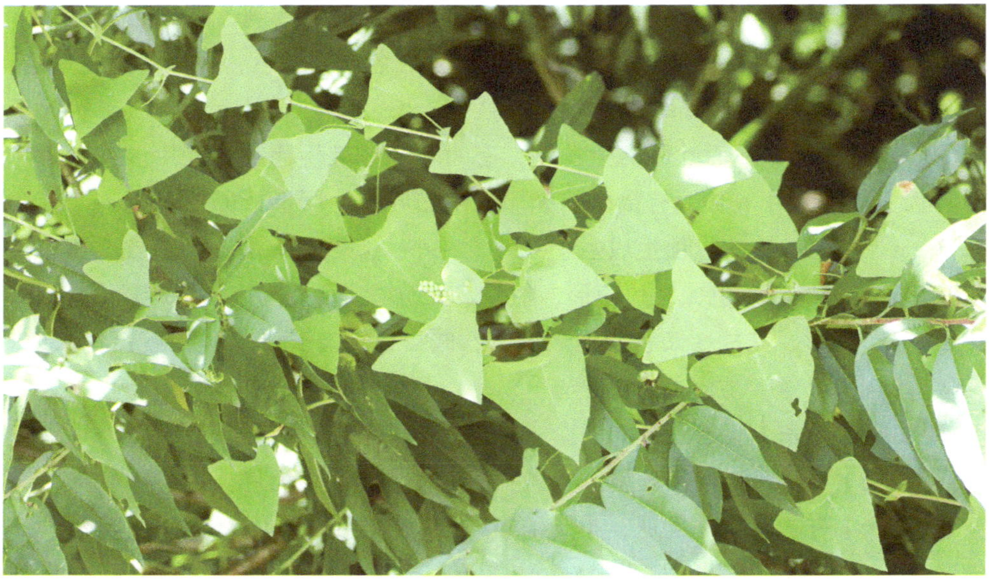

图 18-2 杠板归叶

【采集加工】在夏、秋间采收。割取地上部分，鲜用或晾干。

【性味】酸苦，平。归肺与小肠经。

【功效】利水消肿，清热，活血，解毒。

【用药经验】可泡水擦身治疗湿疹，泡水喝可治疗咽喉肿痛等，鲜品捣烂敷蛇咬伤患处可疗疮。（用量 60～100 g，外用适量。）

【使用注意】孕妇禁用。

【现代研究】

化学成分：含山柰酚、咖啡酸甲酯、槲皮素、原儿茶酸、阿魏酸、靛苷、鞣质等。

药理：抗菌作用；抗病毒作用。在对肾性高血压大鼠有抗高血压作用，其煎剂对金黄色葡萄球菌、乙型溶血性链球菌及枯草、大肠、志贺氏痢疾等杆菌有抑制作用。

临床：用于痔瘘术后的感染和止血：用杠板归制成注射液，每 1 ml 相当于板归 1 g，肌内注射，每日 1～2 次，每次 2～4 ml。治疗百日咳：取杠板归 30 g（婴儿酌减）用白酒微后加冰糖水煎，每日分 2 次；或加鱼腥草 30 g、一枝黄花 9 g，煎服。治疗湿疹：将杠板归制成注射液，每 1 ml 合生药 2 g，每次 3 ml，肌内注射，每日 1～2 次，小儿酌减。

19. 铁包金

【布依族药名】槐达底（罗甸）

【俗名】牛儿藤

【来源】鼠李科植物光枝勾儿茶 *Berchemia polyphylla* Wall. ex Laws var. *leioclada* Hand.-Mazz.

【植物形态】藤状灌木。小枝黄褐色，无毛。叶纸质，卵状椭圆形、卵状矩圆形或椭圆形，顶端圆形或钝，稀锐尖，常有小尖头，基部圆形，稀宽楔形，两面无毛。花浅绿色或白色。核果圆柱形，成熟时红色，后变黑色，基部有宿存的花盘和萼筒；花期 5—9 月，果期 7—11 月。

【生境与分布】生于山谷、山坡林缘、林下、灌丛中或阴湿近水处。贵州分布于印江、德江、赫章等地；我国华东、中南陕西等地也有分布。

【歌诀】铁包金性凉又苦，化瘀祛湿消肿毒，痈疮疔疖及出血，肺痨久咳尽可服。

【译注】铁包金味苦性凉，具有活血化瘀、祛风湿，消肿毒的功效。可用于疔疮疖痈、肺结核咯血，胃、十二指肠溃疡出血。

【入药部位】茎、叶或根

【采集加工】全年均可采收，除去杂质，晒干。

【性味】味苦，性凉。

【功效】化瘀血，祛风湿，消肿毒。主治肺痨久咳，咯血，跌扑损伤，风湿疼痛，痈肿，麻疹。

【用药经验】

铁包金适量，水煎服，治肺结核。

【使用注意】孕妇忌服。

【现代研究】

光枝勾儿茶地上部分含槲皮素，芸香苷和 β 谷甾醇。国内学者已对铁包金药材来源地勾儿茶属植物进行了一些成分方面的研究，从中获得的成分类型主要有黄酮、苷类、木脂素、醌类及二聚体，研究表明具有较好的抗氧化、抗肿瘤活性。为了更好地开发利用资源，滕红丽等人对细叶勾儿茶根进行了系统的化学成分研究，分离并鉴定了8个化合物。其中4种化合物为首次从该属植物中分离得到，其余4种为首次从该植物中分离得到。

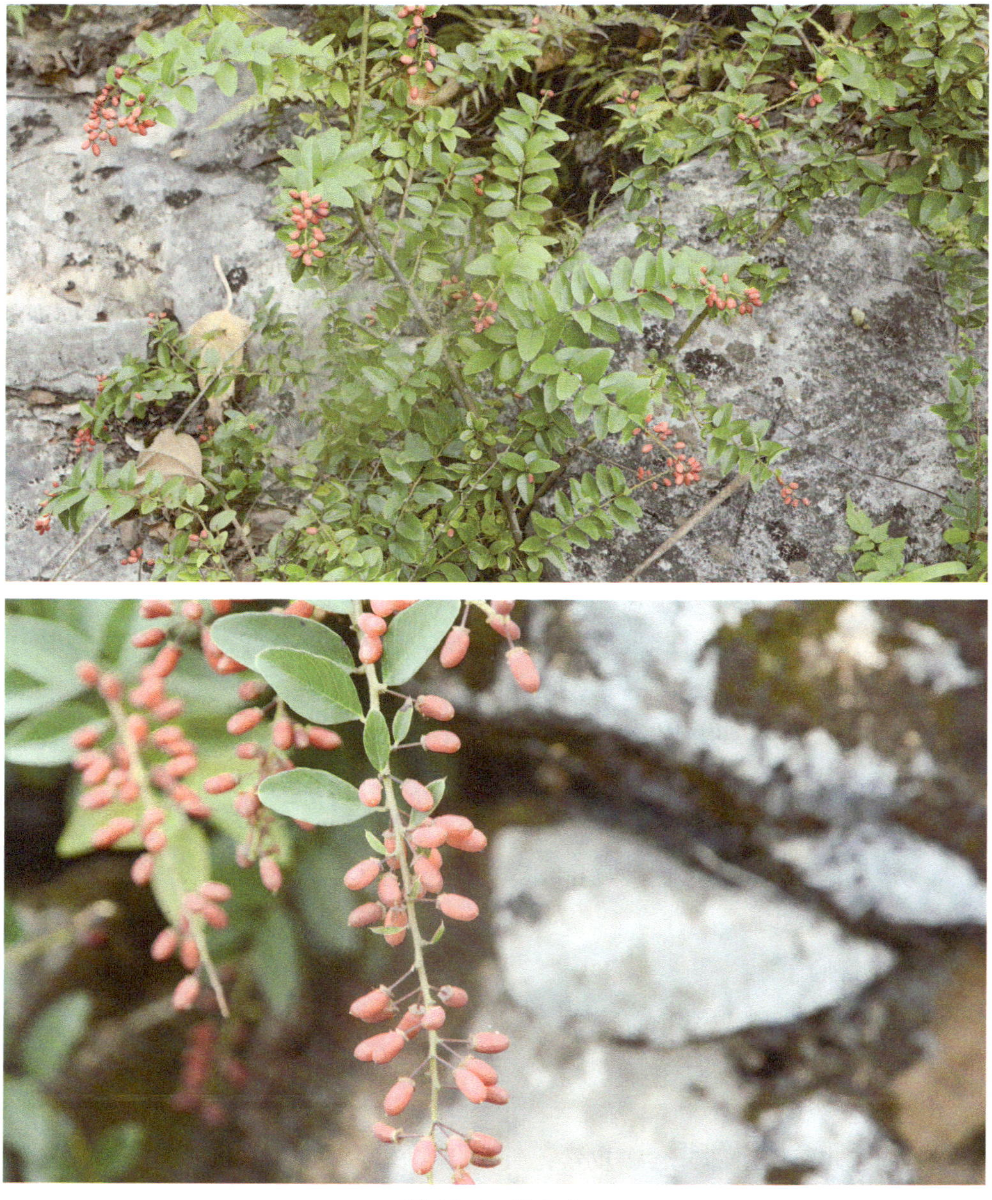

图 19-1　铁包金

20. 铁扫帚

【布依族药名】那笨习（罗甸）

【俗名】鸡骨柴、野绿豆、铁扫竹

【来源】豆科植物河北木蓝 *Indigofera bungeana* Walp. 植物根茎。

【植物形态】直立灌木。茎褐色，圆柱形，有皮孔，枝银灰色，被灰白色“丁”字毛。羽状复叶，托叶三角形，对生。总状花序腋生。荚果褐色，被白色“丁”字毛，种子间有横隔，内果皮有紫红色斑点；种子椭圆形。花期 5—6 月，果期 8—10 月。

【生境与分布】生于山坡、草丛或河滩地。贵州分布于遵义及惠水、长顺等地；山西、河北、山东、安徽、浙江、湖北、四川、云南等省也有分布。

【歌诀】铁扫帚药苦凉性，利湿止泄并热清，止血敛疮消肿痛，创伤吐血亦可行。

【译注】铁扫帚味苦、涩，性凉，本品可清热利湿，止血敛疮，主治吐血，创伤，无名肿毒，口疮，痔疮，泄泻腹痛。亦可用于缓解肿胀疼痛。

【入药部位】全草或根

【采集加工】春季、秋季采收，洗净，鲜用或晒干。

【性味】味苦、涩，性凉。

【功效】止血敛疮，清热利湿。主治吐血，创伤，无名肿毒，口疮，痔疮，泄泻腹痛。

【用药经验】

铁扫帚 20 g、仙鹤草 20 g、算盘子根 20 g，水煎服，治红白痢。

【使用注意】孕妇忌服。

【现代研究】

从截叶铁扫帚植物中共分离得到鉴定了 33 个化合物，包括苯基双内酯及酯类化合物 6 个，黄酮及黄酮苷类 6 个，木脂素及木脂素苷类化合物 2 个，萜类及甾体类化合物 5 个，香豆素类化合物 4 个，生物碱类化合物 3 个，芳香族类 3

个，其他类化合物 4 个。新化合物 YGM-1 为苯基双内酯类化合物。其余化合物中有 29 个为是首次从该植物中分离得到，23 个为首次从该胡枝子属分离得到。

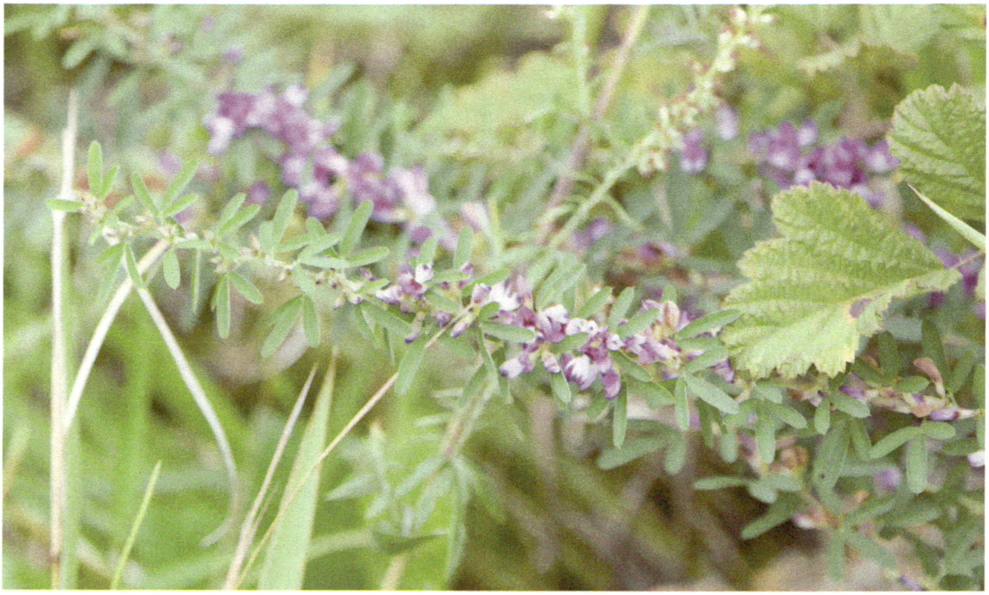

图 20-1　铁扫帚花

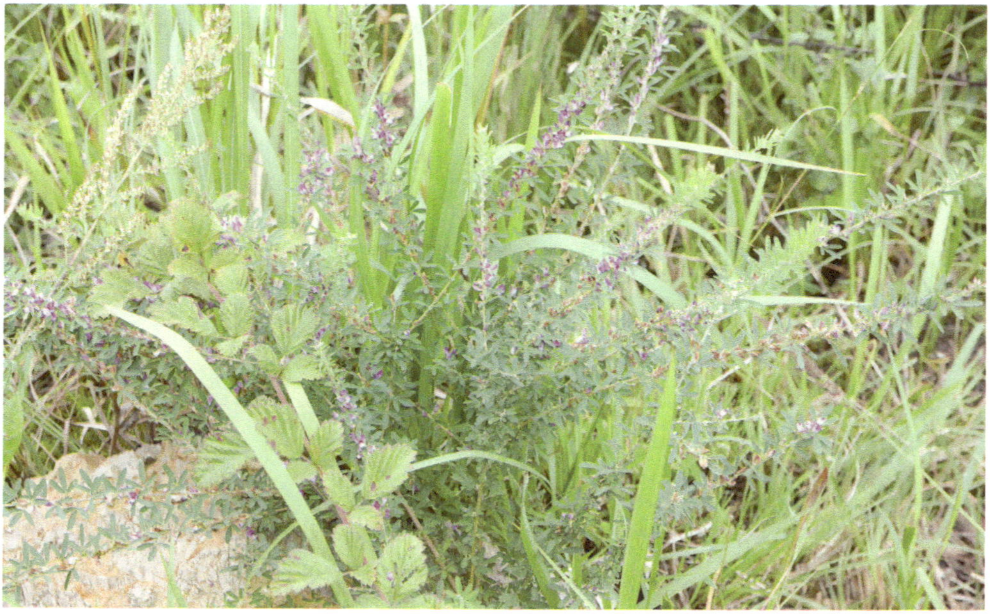

图 20-2　铁扫帚

21. 铁树根

【布依族药名】槐告发（罗甸）；雅槐袜（贵定）

【俗名】苏铁根

【来源】苏铁科植物苏铁 *Cycas revoluta* Thunb. 植物根部

【植物形态】树干呈圆柱形。羽状叶从茎的顶部生出，羽状裂片达 100 对以上，条形，厚革质，坚硬，向上斜展微呈“V”形，边缘显著向下反卷，两侧有疏柔毛或无毛。雄球花圆柱形，有短梗，小孢子飞叶窄楔形。种子红褐色或橘红色，倒卵圆形或卵圆形，密生灰黄色短绒毛，后渐脱落。花期 6—7 月，种子 10 月成熟。

【生境与分布】多为栽培。贵州分布于遵义、贵阳及罗甸等地；福建、广东等省也有分布。

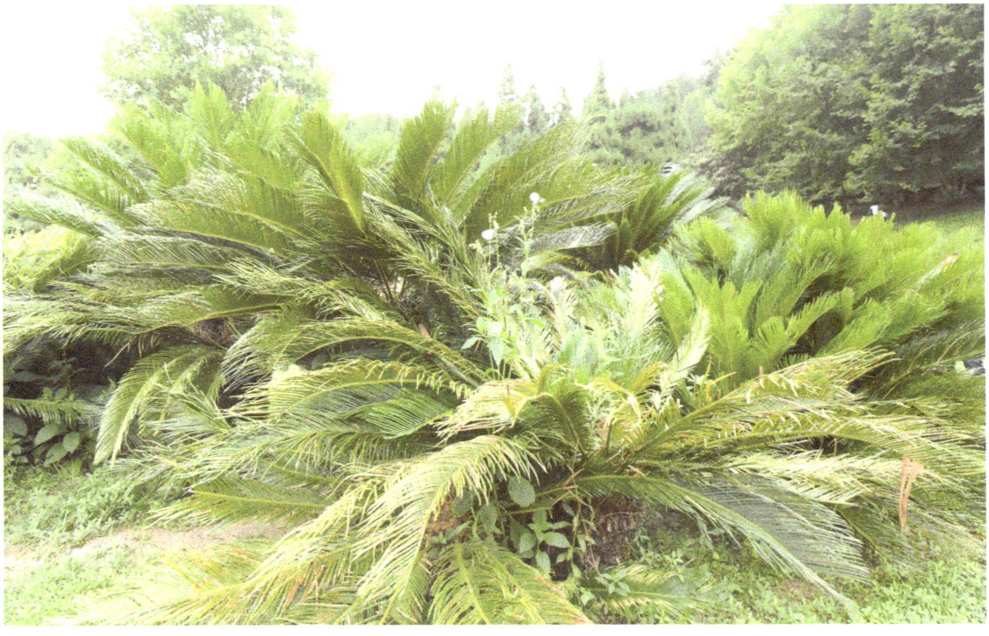

图 21-1　铁树

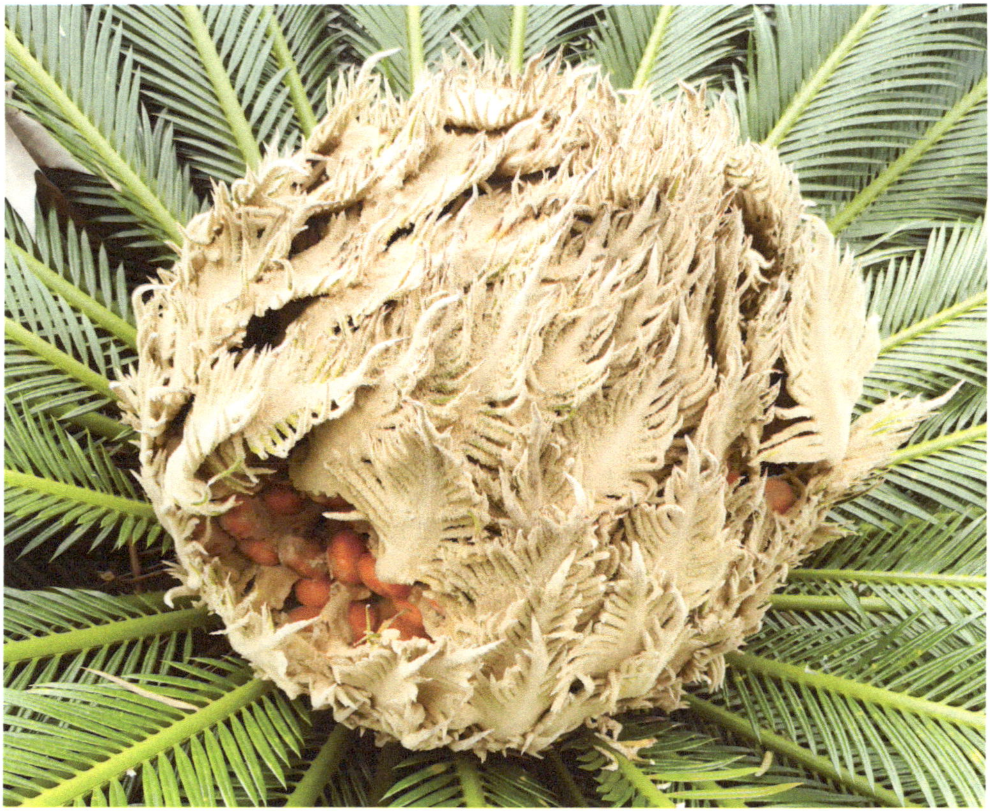

图 21-2 铁树

【歌诀】铁树根平味甘淡，通络活血效可言，祛风除湿治骨痛，口疮白带亦可安。

【译注】铁树根味甘淡，性平，具有祛风通路、活血止血的功效。可治风湿、骨痛、外伤瘀血疼痛，亦可用于口疮及妇人白带异常。

【入药部位】根

【采集加工】四季均可采挖，晒干。

【性味】味甘、淡，性平。

【功效】祛风通络，活血止血。主治风湿麻木，筋骨疼痛，跌打损伤，劳伤吐血，腰痛，白带，口疮。

【用药经验】

铁树根 10 g、黑骨藤 10g 、大血藤 10 g，水煎服，治跌打损伤。

治劳伤吐血：铁树根 30 g、瘦猪肉 120 g，水炖，服汤食肉。(《江西草药》)

治痢疾：铁树根、算盘子根各 15 g 煎服。(《安徽中草药》)

【使用注意】孕妇禁用。

22. 高粱泡

【布依族药名】豪鸭统（罗甸）

【俗名】十月红、秧泡子

【来源】蔷薇科植物高粱泡 *Rubus lambertianus* Ser. 植物根部。

【植物形态】半落叶藤状灌木。枝幼时有细柔毛。单叶，顶端渐尖，基部心形，沿叶脉毛较密，叶脉上常疏生小皮刺。圆锥花序顶生，生于枝上部叶腋内的花序常近总状，有时仅数朵花簇生于叶腋。果实小，近球形，由多数小核果组成，无毛，熟时红色；花期 7—8 月，果期 9—11 月。

【生境与分布】生于低海拔山坡、山谷或路旁灌木丛中阴湿处或生于林缘及草坪。贵州分布于铜仁及纳雍、水城、兴义等；江苏、安徽、江西、福建、河南、云南等省也有分布。

【歌诀】高粱泡味苦涩性平，活血散瘀调经行，祛风除湿止痹痛，妇女闭崩疗效灵。

【译注】高粱泡味苦涩，性平，具有活血调经，祛风清热，凉血止血的功效。可用于妇女产后腹痛，血崩，产褥热，痛经，坐骨神经痛，风湿关节痛，偏瘫；外用治创伤出血。

【入药部位】根

【采集加工】全年可采，除去杂质，鲜用或者晒干。

【性味】味苦、涩，性平。

【功效】祛风清热，凉血止血，活血祛瘀。主治风湿感冒，风湿痹痛，半身不遂，咳血，便血，崩漏，经闭，痛经，产后腹痛，疮疡。

【用药经验】

高粱泡 30 g、紫苏 30 g，水煎服，治感冒。

【使用注意】孕妇禁用。

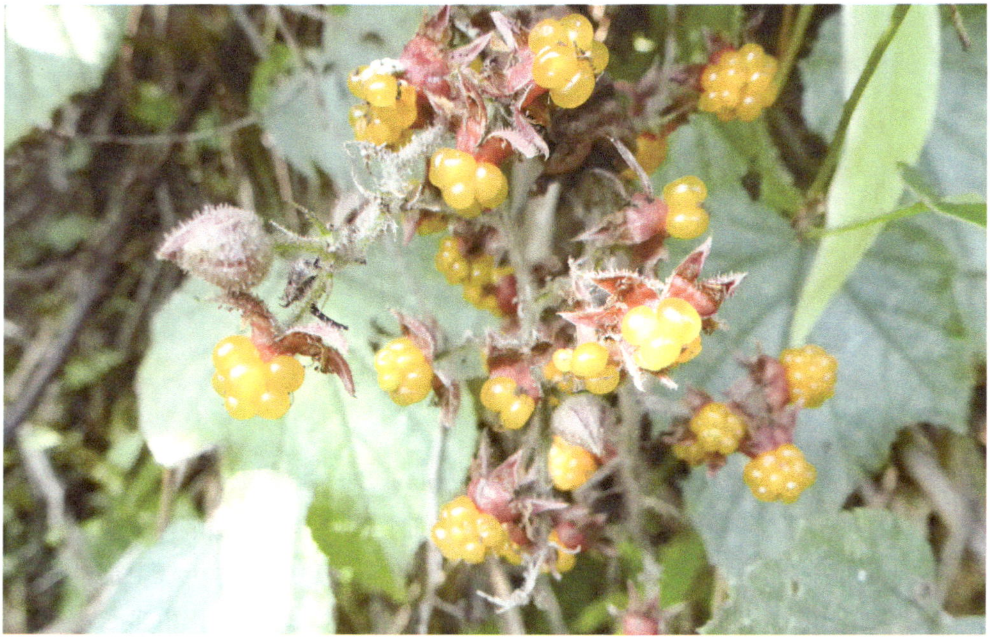

图 22-1　高粱泡果实

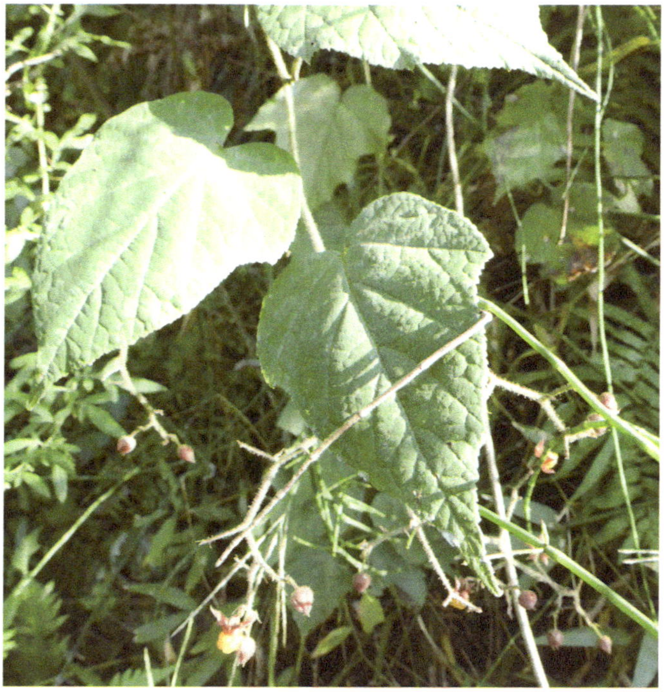

图 22-2　高粱泡

23. 鸭跖草

【布依族药名】岜架（罗甸）

【俗名】竹叶菜、马儿草

【来源】鸭跖草科植物鸭跖草 *Commelina communis* L.

【植物形态】一年生披散草本。茎匍匐生根，多分枝，下部无毛，上部被短毛。叶披针形

至卵状披针形。总苞片佛焰苞状，与叶对生，顶端短急尖，基部心形，边缘常有硬毛。聚伞花序，萼片膜质，花瓣深蓝色。蒴果椭圆形，有种子4粒，种子有不规则窝孔。

【生境与分布】生于溪谷、路边。贵州分布于黔南、黔东南及毕节、松桃等地；云南、四川等省也有分布。

【歌诀】鸭跖性寒泻火毒，热结乳蛾心烦苦，利下除湿利咽喉，睛中涩痛皆可服。

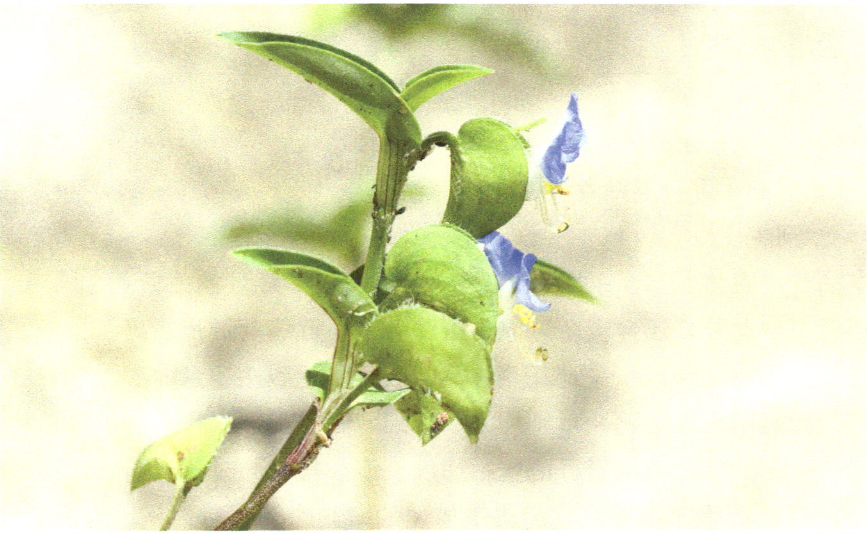

图 23-1　鸭跖草

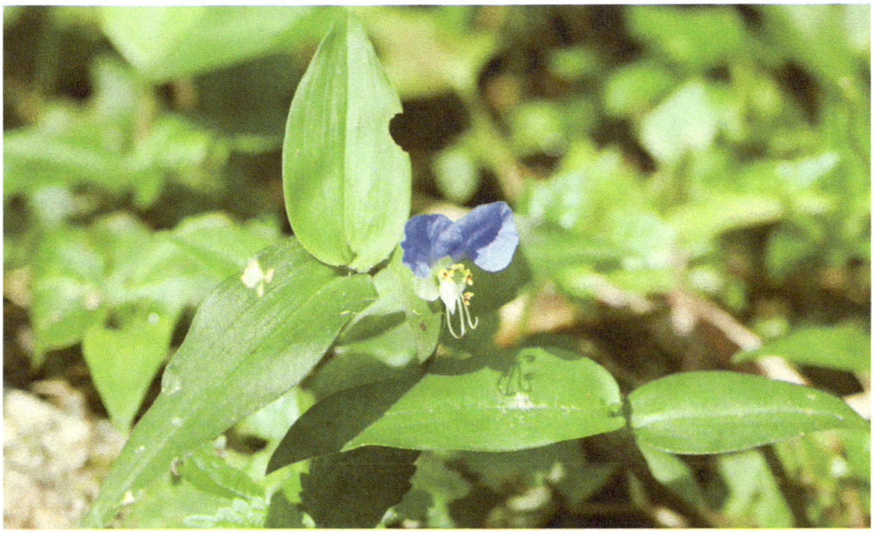

图 23-2 鸭跖草

【译注】鸭跖性性寒，能清热，解毒，利尿。为消肿利尿、清热解毒之良药，此外对麦粒肿、咽炎、扁桃腺炎、湿热下注等有效。

【入药部位】全草

【采集加工】夏季、秋季采收，晒干。

【性味】味甘、淡，性寒。

【功效】清热泻火，解毒，利水消肿。主治感冒发热，热病烦渴，咽喉肿痛，水肿尿少，热淋涩痛，痈肿疔毒。

【用药经验】

鸭跖草 20 g、地星宿 40 g，水煎服，治呕血。

【使用注意】脾胃虚寒者慎服。

【现代研究】

本品含花色素糖苷类化合物飞燕草素、飞燕草素双葡萄糖苷 - 飞燕草苷、阿伏巴苷等，此外，还含鸭跖黄酮和多肽苷等。低纬度贵州的高海拔地区以及较高纬度的山海关地区所采鸭跖草样品叶表面被毛较多，且非腺毛常见 3 个细胞，其他地区所采集的鸭跖草则均为 2 个细胞。出现这一特征可能与植物的环境胁迫有关，具体影响因素可能包括纬度、海拔等。同时，不同产地的鸭跖草叶缘均可见单细胞非腺毛，与药典中描述的“非腺毛有两种，均为 2 个细胞”存在差异。

24. 接骨木

【布依族药名】那春咯劳（罗甸）；槐春妥（贵定）；苦生勒（水城、六枝）

【俗名】青杆错、接骨草、接骨丹

【来源】忍冬科植物接骨木 *Sambucus* Williamsii Hance.

【植物形态】落叶灌木或小乔木。老枝淡红褐色，具明显的长椭圆形皮孔，髓部淡褐色。羽状复叶，侧生小叶片卵圆形、狭椭圆形至倒矩圆状披针形。花与叶同出，圆锥形聚伞花序顶生。果实红色，卵圆形或近圆形，分核 2~3 枚，卵圆形至椭圆形。花期 4—5 月，果熟期 9—10 月。

【生境与分布】生于林下灌丛或林缘、路旁。贵州各地均有分布；我国东北至南岭以北，西至甘肃南部，以及四川、云南东部也有分布。

【歌诀】骨折病用接骨木，散瘀消肿效显著，祛风湿止痹痛，腰痛水肿一并除。

【译注】接骨木味甘、苦，性平，全株治跌打扭伤，骨折肿痛，接骨木：根、茎用于风湿疼痛，麻木，骨折，跌打损伤。腰痛，水肿，风痒，瘾疹，产后血晕，跌打肿痛，骨折，也可应用。

【入药部位】茎枝

【采集加工】全年均可采收，晒干或鲜用。

【性味】味甘、苦，性平。

【功效】祛风除湿，活血止痛。主治风湿痹痛，痛风，腰痛，水肿，跌扑损伤，骨折肿痛，外伤出血。

【用药经验】

接骨木、美人蕉根、泡桐（黄花）树皮各适量，捣烂用夹板包患处，接骨。

【使用注意】孕妇禁服。《品汇精要》：“多服令人吐。”

【现代研究】

西洋接骨木含苷类：接骨木花色素苷，花色素葡萄糖苷，氰醇苷，环烯醚萜苷，莫罗忍冬苷。茎枝含棕榈酸蛇麻脂醇酯，三十烷酸。接骨木为忍冬科植物接骨木的茎枝，又名戳树、公道老树等，分布很广，主产于江苏。其根及根皮、叶、花朵均供药用，主要功用为祛风、活血，传统用于治疗风湿筋骨疼痛等。在去卵巢致骨质疏松大鼠模型和体外细胞实验中，接骨木茎枝的体积分数为 60% 的乙醇提取物显示出很好的活性。

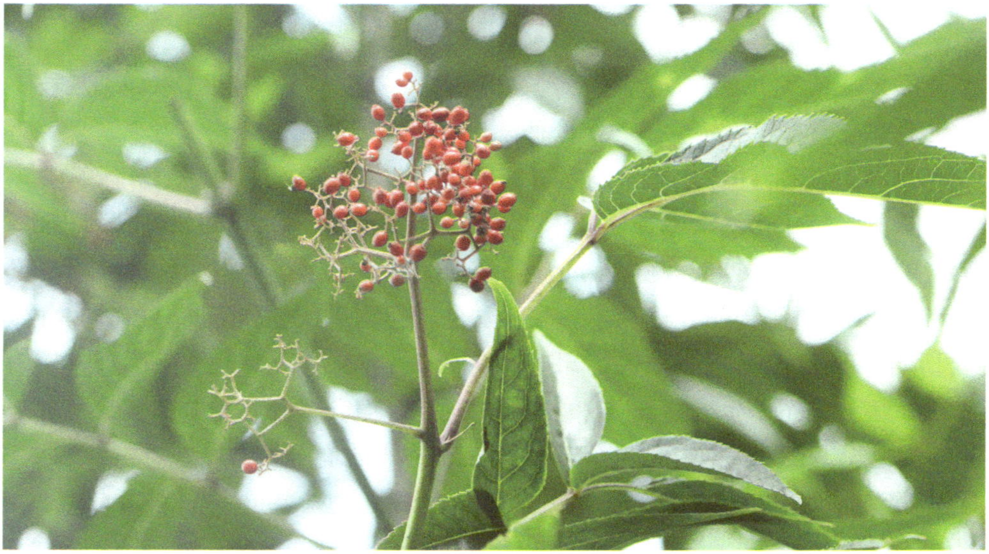

图 24-1　接骨木果实

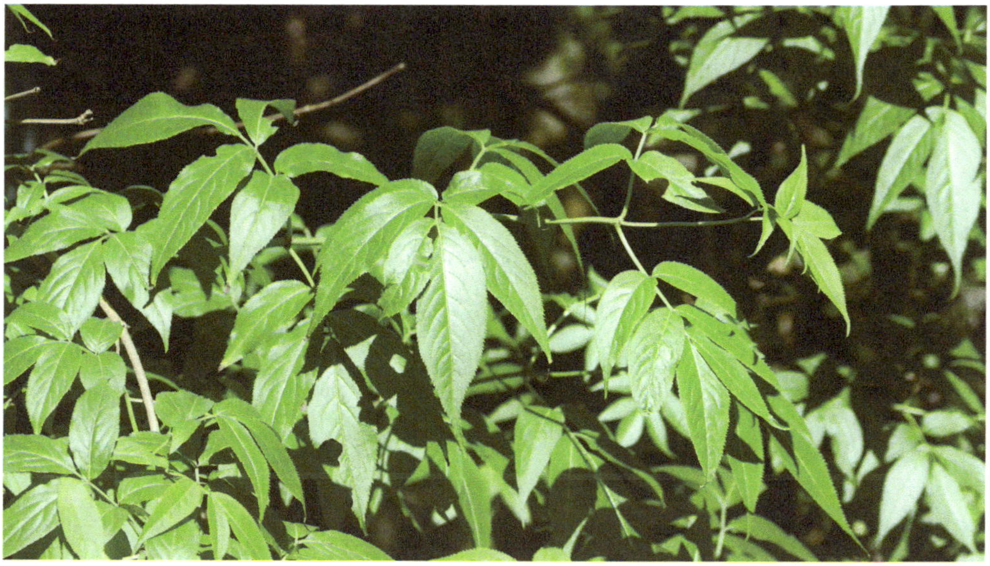

图 24-2　接骨木叶

25. 桐子

【布依族药名】勒绞（罗甸）；勒较（贵定）；勒告（水城、六枝）

【俗名】桐子树

【来源】大戟科植物油桐 *Aleurites fordii* Hemsl.

【植物形态】落叶乔木。树皮灰色，近光滑；枝条粗壮，无毛，具明显皮孔。叶卵圆形，顶端短尖，基部截平至浅心形，全缘，嫩叶上面被很快脱落的微柔毛，下面被渐脱落棕褐色微柔毛，成长叶上面深绿色，无毛，下面灰绿色，被贴伏微柔毛。花雌雄同株，花瓣白色，有淡红色脉纹。核果近球状。花期 3—4 月，果期 8—9 月。

【生境与分布】生于较低的山坡。贵州各地均有分布；全国各地均有栽培。

【歌诀】桐子性味寒辛甘，祛风除湿筋骨安，桐油外用疗肤病，杀虫治蛔效可堪。

【译注】桐子味甘、微辛，性寒。功能祛风利湿，主治风湿筋骨痛，湿气水

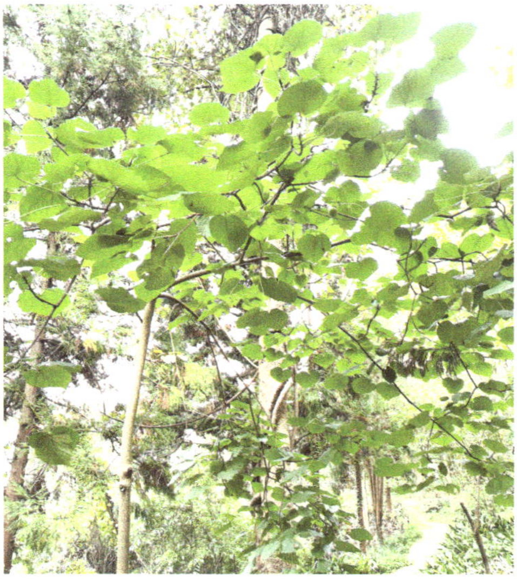

图 25-1　桐子树

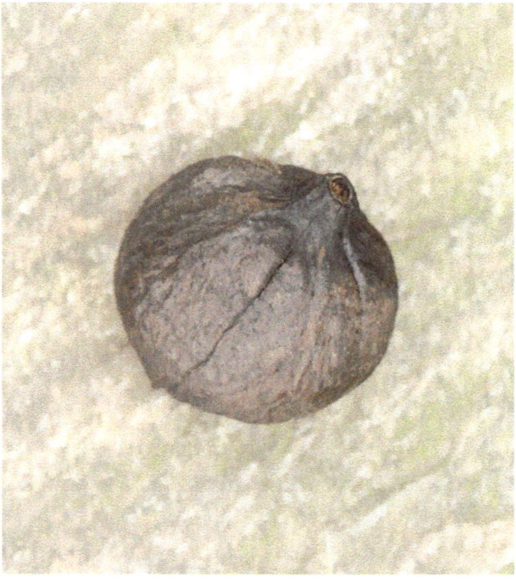

图 25-2　桐子果实

肿；另外桐油清热解毒生肌，外用治疗疥癣、臁疮、烫伤、冻疮皲裂等皮肤疾病，且可治蛔虫病。

【入药部位】根、果实、种子或油

【采集加工】根常年可采；夏季、秋季采叶及凋落的花，晒干备用；冬季采果，将种子取出，分别晒干备用。

【性味】味甘、微辛，性寒。

【功效】祛风利湿。叶解毒，杀虫；花清热解毒，生肌。主治蛔虫病，食积腹胀，风湿筋骨痛，湿气水肿；叶外用治疮疡，癣疥；花外用治烧烫伤。

【用药经验】

桐子树根、白龙须、野杨柳、刺梨根、木通、茜草、野臭橙、倒竹伞、三月泡、牛奶泡各适量，水煎服，治肺结核。

【使用注意】桐油毒性较大，禁忌内服。

【现代研究】

化学成分：桐油含α-桐酸和三油精，桐油的混合脂肪酸含α-桐酸、亚油酸、油酸、饱和脂肪酸、不皂化物。在饱和脂肪酸中有硬脂肪酸和棕榈酸。

26. 笔筒草

【布依族药名】惯洒哉（水城、六枝）

【俗名】木贼、节节草

【来源】木贼科植物披散问荆 *Equisetum diffusum* D. Don.

【植物形态】中小型植物。根茎横走，直立或斜升，黑棕色，节和根密生黄棕色长毛或光滑无毛。地上枝多年生。枝一型。孢子囊穗圆柱状，顶端钝，成熟时柄伸长。

【生境与分布】生于阴湿地或疏林下。贵州各地均有分布；北半球温带等地区也有分布。

【歌诀】木贼甘苦味性平，疏散风热目翳明，功善止血治月经，更消积聚治血行。

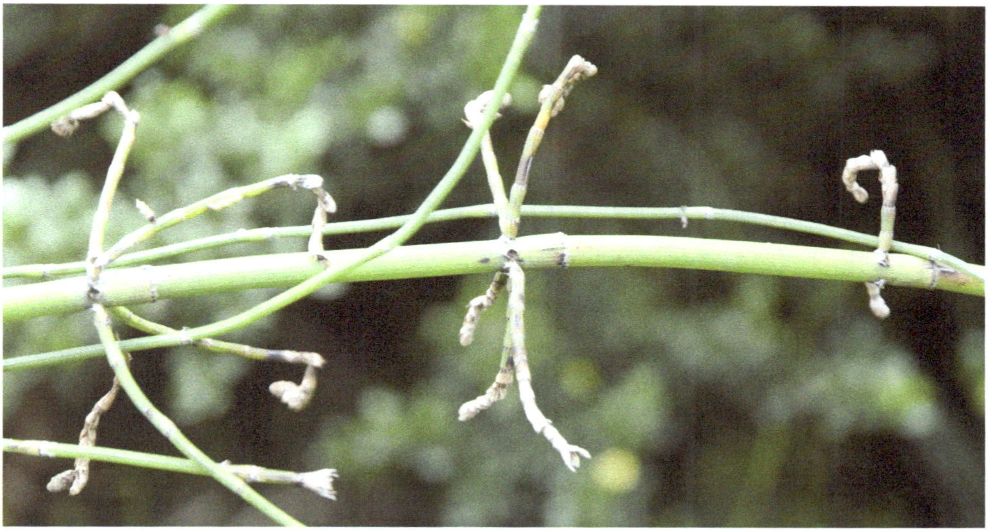

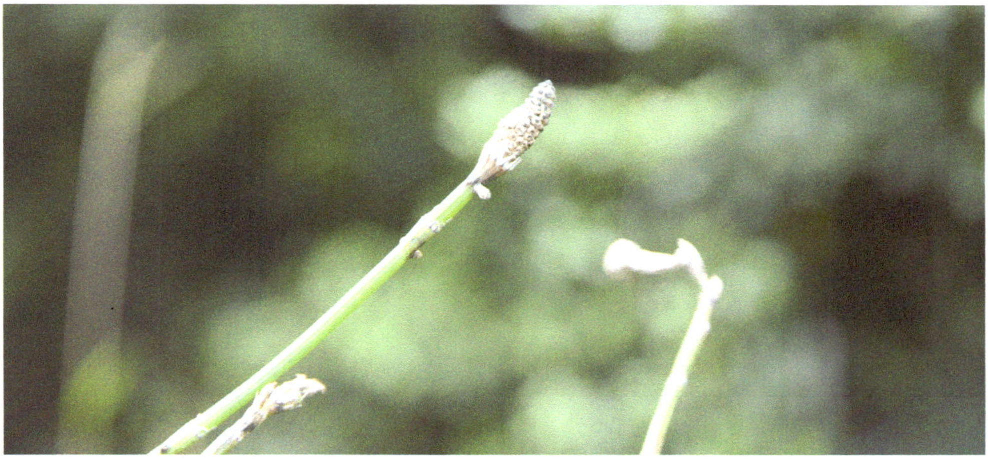

图 26-1　笔筒草

【译注】木贼味甘苦，性平，有疏散风热、明目退翳的功效，可治疗风热引起的目赤多泪和翳膜遮睛等目疾。此外，本品还有止血化瘀的作用，既能治月经过多，又能消瘀血积聚。

【入药部位】全草

【采集加工】夏季、秋季采收，割取全草，鲜用或阴干。

【性味】味甘、苦，性平。

【功效】止血，利尿，明目。主治鼻衄，吐血，咯血，便血，崩漏，外伤出血，咳嗽气喘，淋病，目赤翳膜。

【用药经验】

笔筒草适量，捣烂，米饭送服，治月经逆行。

【使用注意】血虚目疾不宜用之。

【现代研究】

化学成分：本品含挥发油、黄酮等。有扩张血管、降压、增加冠状动脉血流量、抑制中枢神经、抗感染、收敛及利尿等作用。

27. 无娘藤

【布依族药名】告壤（罗甸）；告壤闷（贵定）；棵它当（水城、六枝）

【俗名】金灯笼、菟丝子

【来源】来源旋花科植物菟丝子 *Cuscuta chinensis* L. am.

【植物形态】一年生寄生草本。茎缠绕，黄色，纤细，无叶。花序侧生，少花或多花簇生成小伞形或小团伞花序；花冠白色，壶形。蒴果球形，几乎全为宿存的花冠所包围，成熟时整齐周裂。种子 2～49 粒，淡褐色，卵形，表面粗糙。

【生境与分布】寄生于草本植物上。贵州各地均有分布；全国大部地区亦有分布。

【歌诀】无娘味甘性又平，平补阴阳肝肾行，益精填髓壮筋骨，遗精膝冷安胎灵。

【译注】无娘藤又名菟丝子，菟丝子味甘，性平，平补阴阳。有补肝肾、益精髓、壮筋骨的作用，可治肾虚的阳痿、有梦的遗精和无梦的滑精，以及肝肾两虚的腰膝冷痛、软弱无力、小便不禁等症。本品补肝肾、固冲任而能安胎止血，常用于妊娠胎动不安。此外，其益火补土，又能止虚泻，可治脾虚湿盛、久泻便溏。还能明目，可治肝肾不足，目暗不明。

【应用】用治肾虚腰痛，可配杜仲、山药制丸服。治疗肾阳不足，遗精滑精，阳痿早泄，精冷不育之症，常与枸杞子、五味子覆盆子、车前子同用。若下焦虚寒，小便频数、遗尿失禁者，多配伍温肾散寒缩尿的附子、桑螵蛸、五味子、鸡内金、肉苁蓉等药。若小便白浊、尿有余沥，可与白茯苓、石莲子合用。用治肝肾不足，目暗不明，常与熟地、车前子并用。若治脾肾两虚，久泻便溏，可与茯苓、山药、莲子配伍。此外，本品用于冲任不固，胎漏下血、胎动欲坠，可配以桑寄生、续断、阿胶等安胎药。

【入药部位】全株

【采集加工】秋季果实成熟时采收植株，晒干，打下种子，除去杂质。

【性味】味辛、甘，性平。

【功效】补益肝肾，固精缩尿，安胎，明目，止泻；外用消风祛斑。主治肝肾不足，腰膝酸软，阳痿遗精，遗尿尿频，肾虚胎漏，胎动不安，目昏耳鸣，脾肾虚泻；外治白癜风。

【用药经验】

无娘藤 15 g、马鞭草 10 g，水煎服，治小儿乳糜尿。

【使用注意】本品虽为平补之药，但仍偏于补阳，所以阴虚火旺、大便燥结、小便短赤者，均不宜服用。

【现代研究】

本品含树脂苷、糖类、黄酮类化合物等。能增强心肌收缩力；降低血压；抑制肠运动；兴奋离体子宫；延缓大鼠半乳糖性白内障的发展，并有一定治疗作用；能增强非特异性抵抗力。

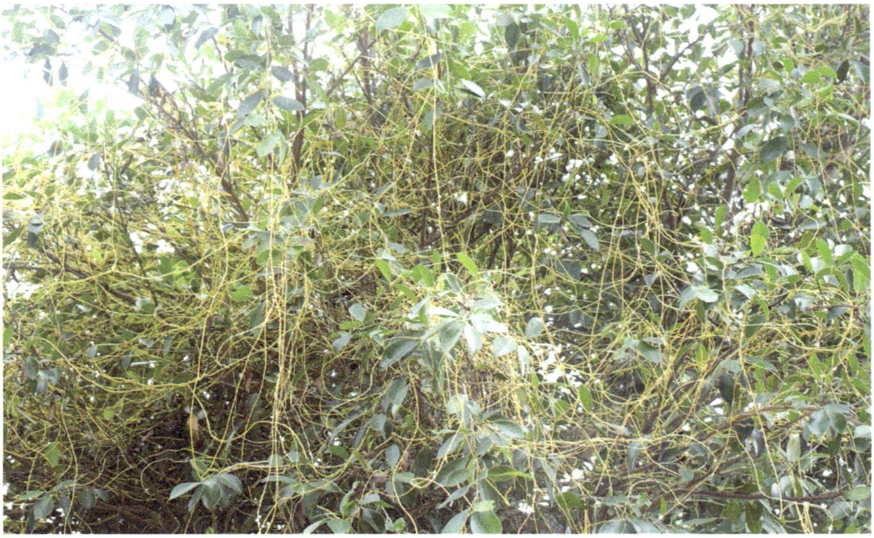

图 27-1　无娘藤

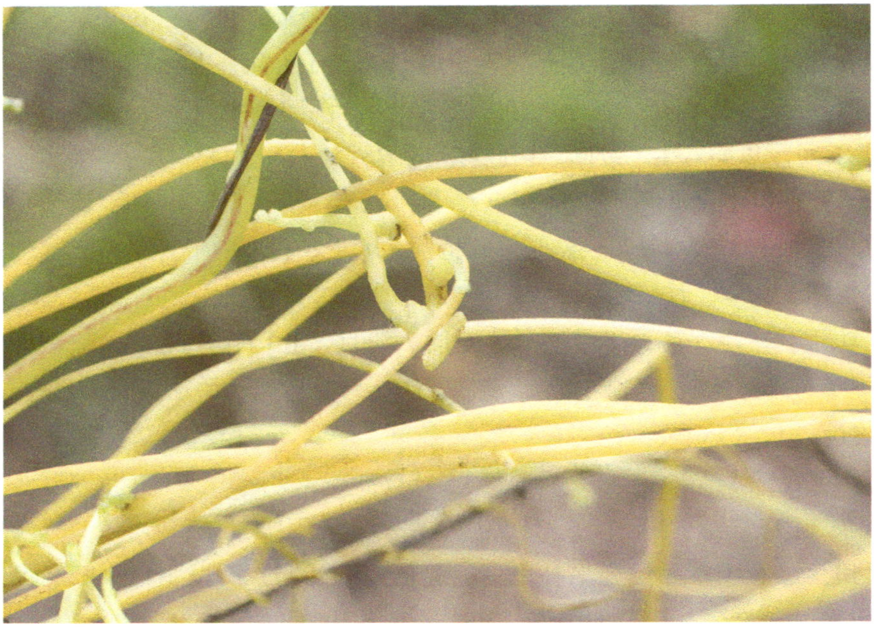

图 27-2　无娘藤

药理：增强性腺作用；对造血系统的作用；增强免疫功能；对心血管的作用。

附方：五子衍宗丸：覆盆子、枸杞子、五味子、车前子、菟丝子。用于阳痿遗精、精冷不育。菟丝子丸：鹿茸、牡蛎、菟丝子、五味子、鸡内金、肉苁蓉、桑螵蛸，用于下焦虚寒、尿频遗尿。茯菟丸：白茯苓、菟丝子、石莲子，用于肾虚遗精、小便白浊。驻景丸：车前子、菟丝子、熟地黄。用于肝肾阴亏、目暗不明。寿胎丸：菟丝子、桑寄生、川续断、阿胶。用于冲任不固、胎漏下血。

28. 水慈姑

【布依族药名】把勒优（贵定）；苦勒朝（水城、六枝）

【俗名】剪刀菜、野茨菇、燕尾草

【来源】泽泻科植物慈姑 *Sagittaria trifolia* L. var. *sinensis*（Sims.）Makino.

【植物形态】多年生水生或沼生草本。根状茎横走，较粗壮，末端膨大。叶箭形，叶片长短、宽窄变异很大，通常顶裂片短于侧裂片，叶柄基部渐宽，鞘状，边缘膜质，具横脉。花葶直立。花序总状或圆锥状，基部多少合生，先端尖。花单性；花被片反折，外轮花被片椭圆形或广卵形：瘦果两侧压扁，倒卵形，具翅，背翅多少不整齐；果喙短，自腹侧斜上。种子褐色。

【生境与分布】生于稻田、沼泽、水沟地。贵州分布于贵阳、毕节及道真、习水、金沙、松桃、黄平、沿河兴义、凯里、册亨、江口、瓮安等地；南方各省（区）常有。

【歌诀】慈姑辛苦味性寒，苦寒清泄辛能散，能治疔疮与蛇毒，外敷内服效可全。

【译注】水慈姑味辛苦，性寒。辛能散结、苦寒清泄，有清热解毒、消肿散结的作用。凡疔疮肿毒、痈疽恶疮和皮肤风疹以及毒蛇咬伤等，外敷内服均有效。

【应用】用治痈疽发背、疔肿恶疮，宜以本品配伍雄黄、红芽大戟、千金子、麝香等药。近年来本品广泛用于多种肿瘤疾病，如配土鳖虫、穿山甲、蝼蛄制成复方山慈姑片，用治肝硬化；配蚤休、丹参、焦栀子、浙贝母、柴胡、夏枯草制成复方山慈姑煎剂，对甲状腺瘤有明显疗效。

【入药部位】全草

【采集加工】春季、秋季采收，鲜用或晒干用。

【性味】味甘、微苦、微辛，性微寒。

【功效】活血凉血，止咳通淋，散结解毒。主治产后血闷，胎衣不下，带下，崩漏，衄血，呕血，咳嗽痰血，淋浊，疮肿，目赤肿痛，角膜白斑，瘰疬，睾丸炎，骨膜炎，毒蛇咬伤。

【用药经验】

水慈姑适量，捣烂敷患处，治飞疔。

【使用注意】本品大量久服可引起胃肠道不良反应。

【现代研究】

本品含有秋水仙碱等多种生物碱，是抗癌有效物质；并有镇静催眠协同作用。对甲状腺瘤有明显疗效。

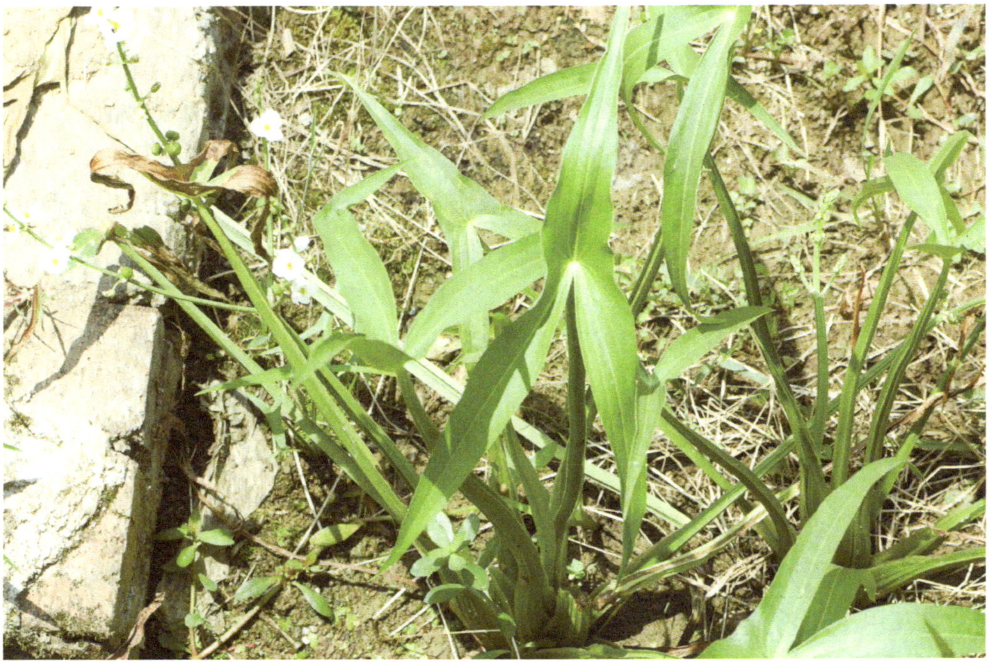

图 28-1 水慈姑

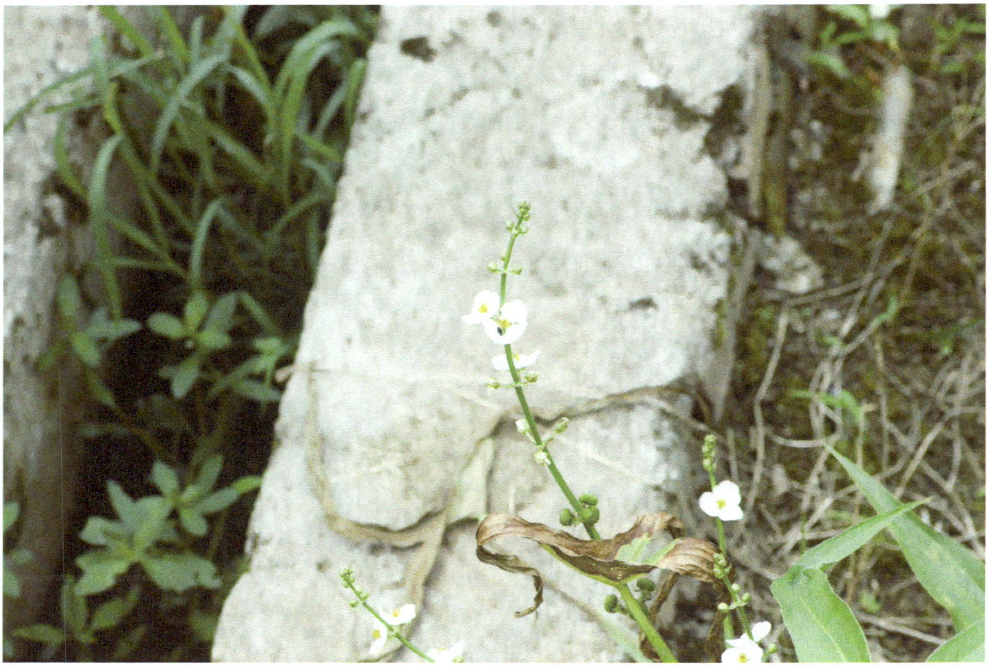

图 28-2 水慈姑花

29. 车前草

【布依族药名】那岜猛（罗甸）；把莫（贵定）；把模（水城、六枝）

【俗名】客蚂叶

【来源】车前草科植物车前 *Plantago asiatica* L.

【植物形态】二年生或多年生草本。须根多数。根茎短稍粗。叶基生呈莲座状，平卧、斜展或直立；叶片纸质，宽卵形至宽椭圆形，先端钝圆至急尖，边缘波状、全缘或中部以下有锯齿，基部宽楔形或近圆形；花具短梗：萼片先端钝圆或钝尖。前对萼片椭圆形，后对萼片宽倒卵状椭圆形。花冠白色，无毛，冠筒与萼片约等长，裂片狭三角形，先端渐尖或急尖，具明显的中脉。雄蕊着生于冠筒内面近基部，花药卵状椭圆形，顶端具宽三角形突起，白色。蒴果纺锤状卵形、卵球形或圆锥状卵形、具角，黑褐色至黑色，背腹面微隆起；子叶背腹向排列。花果期 6—8 月。

【生境与分布】生于山野、路旁、花圃及池塘、河边等地。贵州各地均有分布；全国各地也有分布。

【歌诀】味甘性寒车前子（车前草别名，全书同），小便能通大便实，清热解毒又凉血，目赤衄血服之宜。

【译注】车前子味甘，性寒。甘淡渗泄，气寒清热，性专降泄，滑利通窍，有利尿清热明目的作用。可治小便不利和小便短少涩痛的淋病，以及肝火上炎、眼睛红肿作痛或肝肾阴虚目暗昏花，暑湿泻痢，衄血等症。由于能利小便、除湿浊而止泻，即“利小便以实大便”，所以又能止大便泄泻。

【应用】用治小便不利，赤涩热痛，常与木通、滑石、篇蓄、瞿麦等清热通淋利尿药同用；若治暑湿泄泻，又可与猪苓、茯苓、香薷等同用。用治肝热眼睛红肿作痛，常与龙胆、菊花、草决明、夏枯草等清肝明目药同用；而治肝肾阴虚的目暗不明，又常与补肝肾的熟地、枸杞子、菟丝子、楮实子同用。此外，与瓜蒌、黄芩、桑白皮等清肺化痰药同用，又可治痰热咳嗽。

【入药部位】全草

【采集加工】秋季采收，晒干或鲜用。

【性味】味甘，性寒。

【功效】清热利尿，凉血解毒。主治热结膀胱，小便不利，淋浊带下，暑湿泻痢，衄血，尿血，肝热目赤，咽喉肿痛，痈肿疮毒。

【用药经验】

车前草、苦竹叶、红糖各适量，水煎服，治淋病。

【使用注意】孕妇及无湿热者忌用。

【现代研究】

化学成分：含熊果酸、正三十一烷、β-谷甾醇、豆甾醇、β-谷甾醇棕榈酸酯、豆甾醇棕榈酸酯、桃叶珊瑚苷、车前草苷、去鼠李糖异洋丁香酚苷 B 等。

药理：利尿作用；镇咳、平喘、祛痰作用；抗病原微生物作用；抗炎作用。

治疗慢性支气管炎：将车前草制成浸膏片（每片含原生药 5 g），每次 2 片，日服 3 次。

治疗急性扁桃体炎：取新鲜车前草 2500 g 或干品 1000 g，加水浓煎至 5000 ml，成人 200 ml（小儿酌减），日服 3 次，首次加倍，5 天为一疗程。

本品含黏液质、琥珀酸、车前烯醇、腺嘌呤、胆碱、车前子碱、脂肪油、维生素 A、维生素 B 等。有显著的利尿作用，可预防肾结石形成，还能促进呼吸道黏液分泌，稀释痰液，故有祛痰作用。对各种杆菌和葡萄球菌均有抑制作用。

附方：

八正散：木通、车前、萹蓄、大黄、滑石、甘草、瞿麦、山栀子。用于热淋涩痛。

车前子散：白茯苓、猪苓、车前子、人参、香薷，灯芯汤调下，用于伏暑吐泻、烦渴引饮。

驻景丸：菟丝子、熟地、车前子，用于肝肾阴虚之目暗不明。

另：车前草，性味功效与车前子相同，兼有清热解毒、凉血止血的作用，可治吐血、鼻血、尿血等症；鲜车前草还能治热痢；捣烂外敷可治热毒痈肿。用量 10～15 g，鲜者 30～60 g。

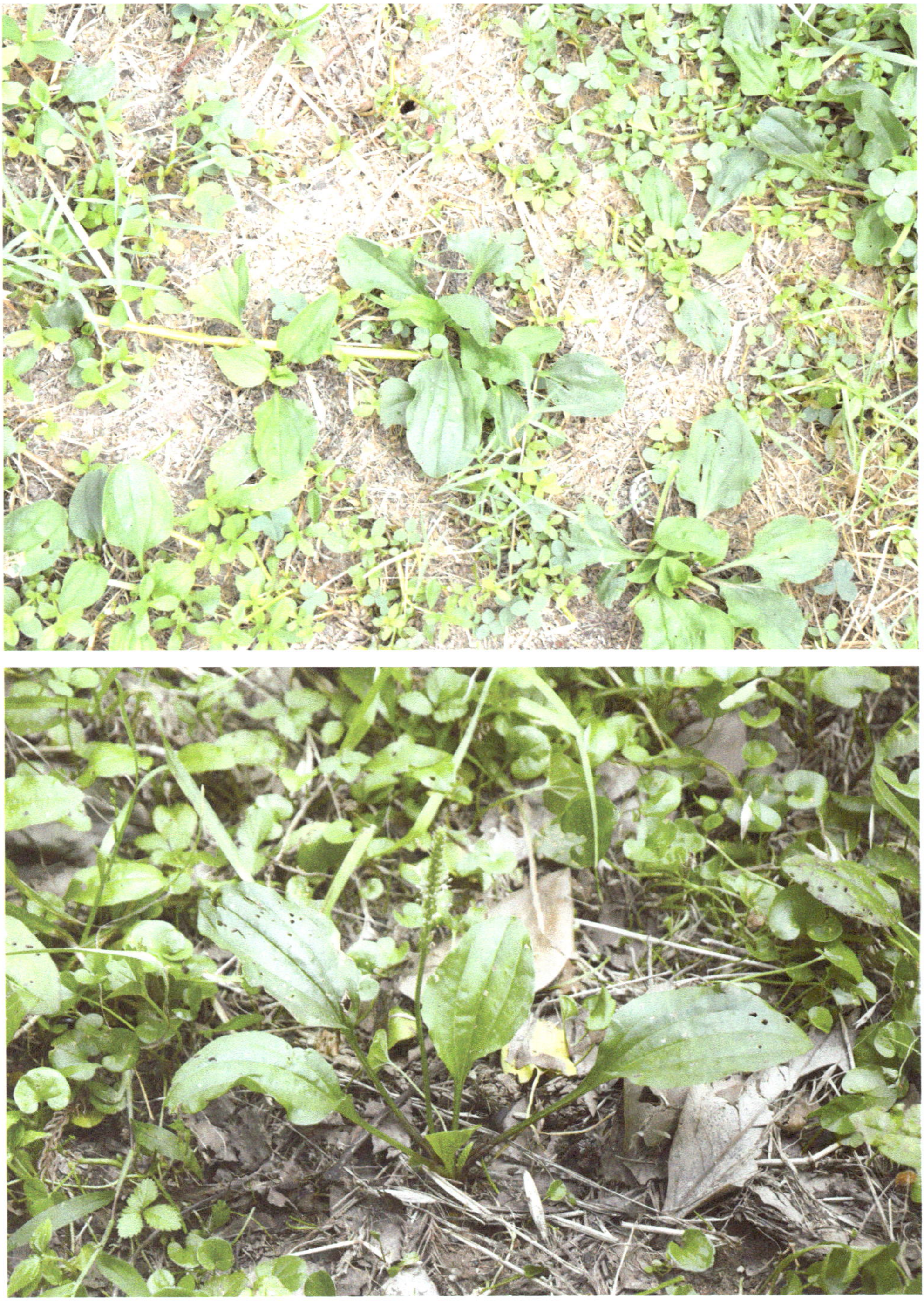

图 29-1　车前草

30. 仙鹤草

【布依族药名】那大音（罗甸）；娃爷骂（贵定）；棵啊抗（水城、六枝）

【俗名】黄龙牙、蛇疙瘩

【来源】蔷薇科植物龙芽草 *Agrimonia pilosa* Ledeb.

【植物形态】多年生草本。茎被疏柔毛及短柔毛。叶为间断奇数羽状复叶，小叶片无柄或有短柄，边缘有急尖或圆钝锯齿，托叶草质，边缘有尖锐锯齿或裂片，茎下部托叶有时卵状披针形，常全缘。花序穗状总状顶生，分枝或不分枝，花序轴被柔毛，花瓣黄色，长圆形；雄蕊 5 ~ 15 枚。果实倒卵状圆锥形，被疏柔毛，顶端有数层钩刺。

【生境与分布】生于山坡、路旁、草地。全国各地均有分布。

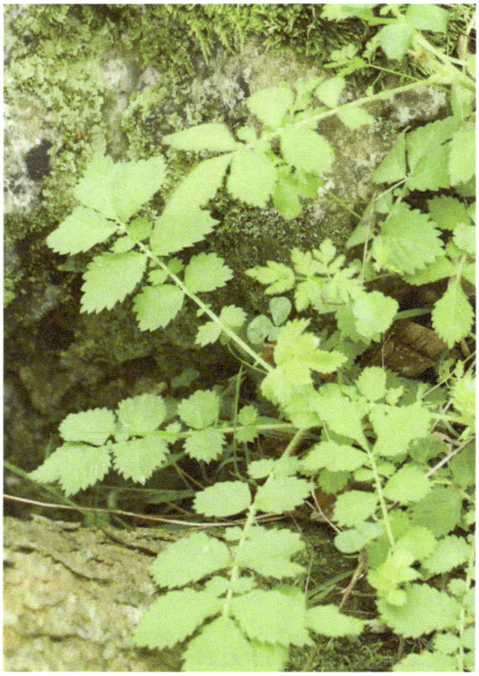

图 30-1　仙鹤草

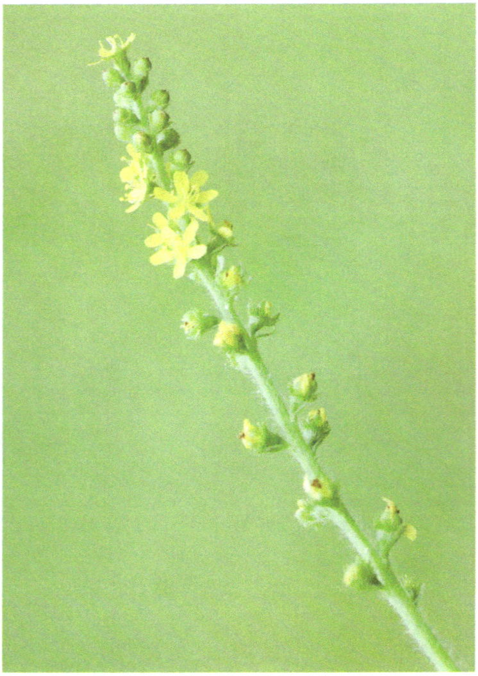

图 30-2　仙鹤草花

【歌诀】仙鹤草苦，收敛补虚，出血可止，劳伤能愈。

【译注】仙鹤草味苦涩，性微温。能收敛止血、止痢，用于吐血、鼻衄、崩漏、便血、血痢、久病泻痢等，有良好的功效。本品兼能补虚，江浙一带以本品与红枣煎服，用治脱力劳伤症，故又有“脱力草”的名称。此外，本品内服或外用，还有解毒消肿之功，可疗痈肿疮毒乳痈痔疮等外症。

【应用】用于血热吐衄，常与生地、牡丹皮、侧柏叶、白茅根同用。而治崩漏下血，又当与莲房炭、血余炭、棕榈炭同用。治疗便血，属热者，多与槐花、地榆、黄芩炭等凉血止血药同用；属寒者，则配附子、炮姜、阿胶、灶心土等温经止血药。用治脱力劳伤，常用本品 30 g、红枣 10 枚煎服

【入药部位】地上部分

【采集加工】夏季、秋季割取全草，除净泥土，晒干。

【性味】味苦、涩，性平。

【功效】收敛止血，治痢，杀虫。主治咯血，吐血，尿血，便血，赤白痢疾，崩漏带下，劳伤脱力，痈肿，跌打，创伤出血。

【用药经验】仙鹤草、白头翁各适量，生白矾 1.5 g，泡酒服，治母猪疯。

【使用注意】孕妇慎用。

【现代研究】

本品含仙鹤草素、仙鹤草酚、仙鹤草内酯、仙鹤草醇、鞣质及挥发油、维生素 C、维生素 K 等。早期报道有促凝作用，近期报道有抗凝作用；另还有抗菌、杀虫及抗阴道滴虫、抗疟、抑制癌细胞的作用；能调整心率、降低血糖。

附：本品即“龙芽草”，俗称“脱力草”，又名“狼牙草”。其根名仙鹤草根，用水洗后，趁湿搓去皮，晒干，粉碎制成丸、片剂，成人每日 1 次，空腹服 50 g（小儿体重每 1 kg 用药 1 g），不用泻药，能驱除绦虫。有轻微恶心的反应。

31. 星宿草

【布依族药名】那如热（罗甸）；把信菜（贵定）

【俗名】满天星

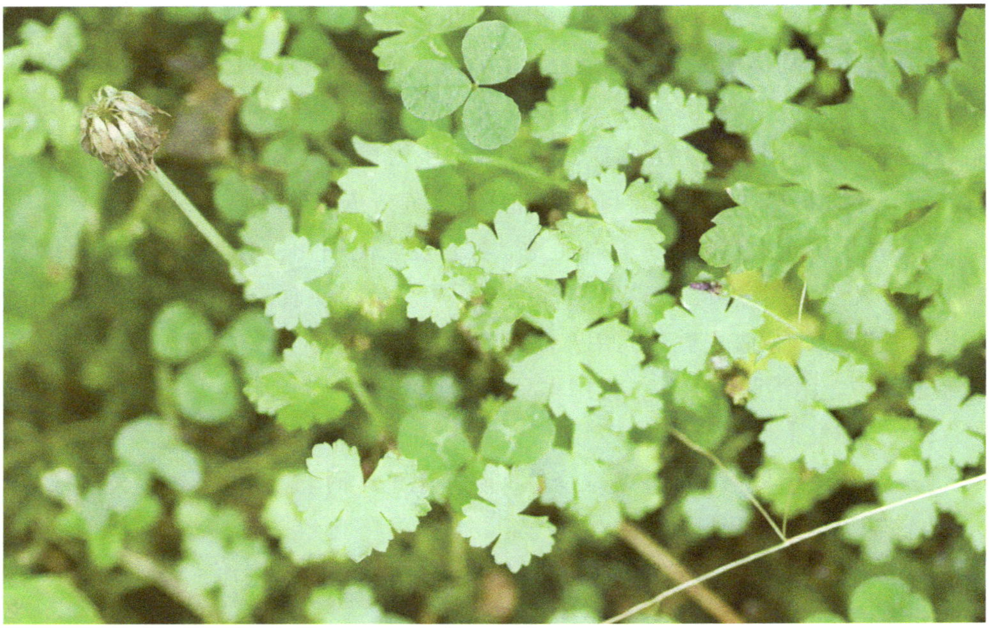
图 31-1　星宿草

【来源】伞形科植物天胡荽 *Hydrocotyle sibthorpoides* Lam.

【植物形态】多年生草本，有气味。茎细长而匍匐，平铺地上成片，节上生根。叶片膜质至草质。伞形花序与叶对生，单生于节上。果实略呈心形，两侧扁压，中棱在果熟时极为隆起，幼时表面草黄色，成熟时有紫色斑点。花果期4—9月。

【生境与分布】生于潮湿的草地、林下或民宅附近。贵州各地均有分布；我国华中、华东、华南、西南各省（区）也有分布。

【歌诀】星宿清热性苦寒，解毒利湿又退黄，祛黄治痢消咽痛，疔疮跌打小便难。

【译注】星宿草味苦，性寒，功能利湿退黄，清热解毒，善治黄疸，下痢，小便不通，咽喉肿痛，痈疽疔疮，跌打损伤。

【入药部位】根或叶

【采集加工】夏季、秋季采收，除去杂质，晒干。

【性味】味苦，性寒。

【功效】利湿退黄，清热解毒。主治黄疸，下痢，咽喉肿痛，痈疽疔疮，跌打损伤。

【用药经验】

星宿草适量，水煎服，治小便不通。

【使用注意】脾胃虚寒者忌用。

【现代研究】

化学成分：主要有黄酮类、多糖类、甾体类，药理活性主要为抗炎、提高免疫力、对心血管系统的作用。其归属于珍珠菜属，有近 180 多种植物，同属植物化学成分主要包括三萜类（三萜皂苷类、游离三萜类）、黄酮类、甾醇类、有机酸类、苯并内酯类，药理活性包括抗肿瘤、细胞毒、镇痛抗炎、抗氧化、降血糖、心血管疾病的治疗活性等。

32. 鬼针草

【布依族药名】哪加胡（罗甸）；勒凹（贵定）；惯勒发（水城、六枝）

【俗名】锥叉菜、毛锥子草

【来源】菊科植物三叶鬼针草 *Bidens pilosa* L.

【植物形态】一年生草本。茎直立，钝四棱形，无毛或上部被极稀疏的柔毛，茎下部叶较小，通常在开花前枯萎，中部叶具无翅的柄，三出，小叶 3 片。头状花序，花序梗总苞基部被短柔毛。瘦果黑色，条形，略扁，具棱，上部具稀疏瘤状突击及刚毛，顶端芒刺 3 ~ 4 枚，具倒刺毛。

【生境与分布】生于路边、荒地或住宅旁。贵州各地均有分布；江苏、安徽、福建、台湾、广东、四川、湖北、陕西、河北等省也有分布。

【歌诀】鬼针味苦性又平，解毒散瘀清能热，咽喉肿痛治风湿，疟疾蛇毒亦能定。

【译注】鬼针草味苦，性平。功能清热解毒，散瘀活血。主治咽喉肿痛，风湿关节疼痛，疟疾，毒蛇咬伤，跌打疼痛。

【入药部位】全草

【采集加工】夏季、秋季采收，晒干。

【性味】味苦，性平。

【功效】清热解毒，散瘀活血。主治咽喉肿痛，风湿关节疼痛，疟疾，毒蛇咬伤，跌打疼痛。

【用药经验】

鬼针草适量，水煎服，治肾炎。

【使用注意】虚寒者及孕妇忌用。

【现代研究】

化学成分：含金丝桃苷、奥卡宁、海生菊苷、水杨酸、原儿茶酸、没食子酸、脂肪类化合物等。

药理：镇痛作用；抗高血脂及血栓形成作用；抗胃溃疡作用；对胃肠道平滑肌有收缩作用；减少胃液分泌量。

临床：预防感冒、流感：将野菊花 30 g、鬼针草 60 g（鲜品倍量），浓煎至 50 ~ 100 ml，每星期 1 次，连续服用。治疗小儿腹泻：用 40% 鬼针草糖浆口服，每次 10 ~ 15 ml，每日 3 次，服药期间均不用抗生素，个别病例加用艾灸肚脐，有脱水者给予补液。

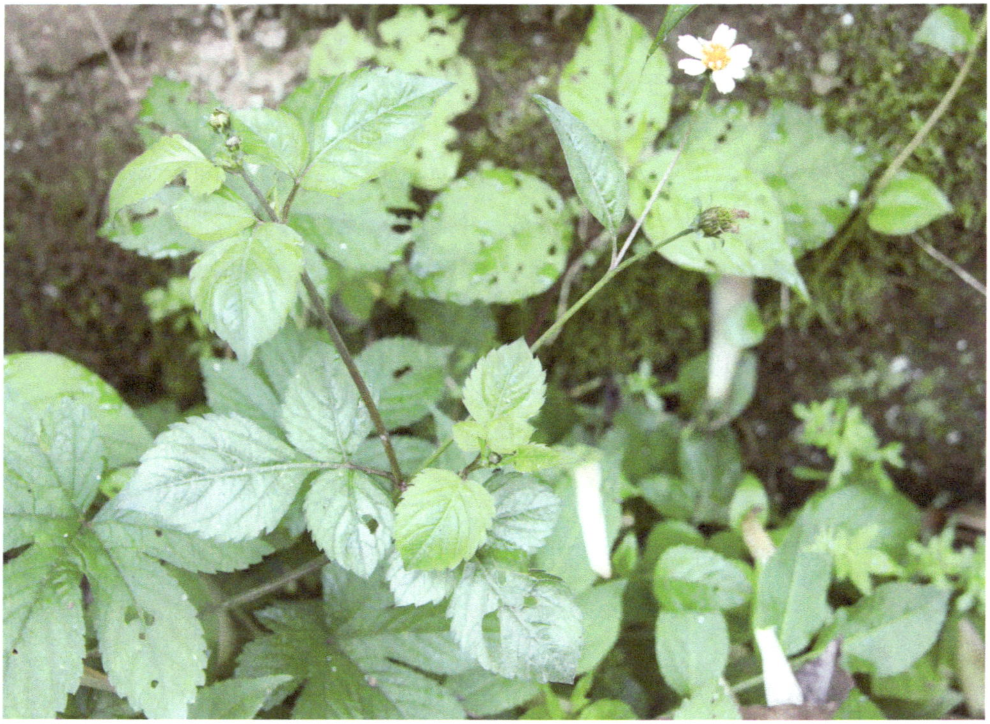

图 32-1 鬼针草

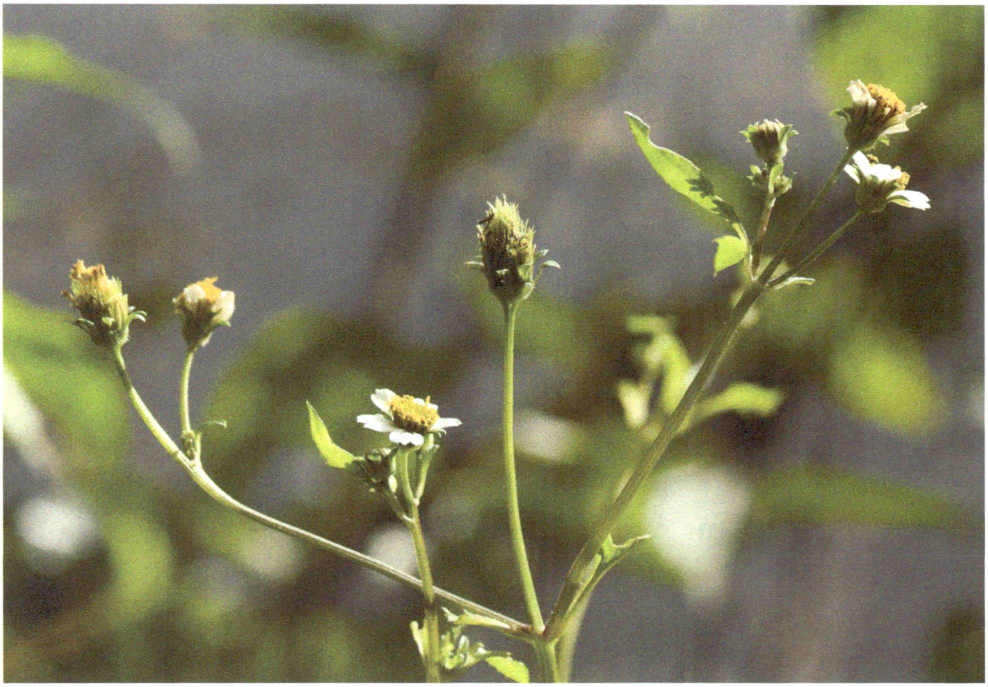

图 32-2 鬼针草花

33. 活血丹

【布依族药名】那太莲（罗甸）；把黔瓤（贵定）

【俗名】连钱草、团经药、风草

【来源】唇形科植物活血丹 *Glechoma longituba*（Nakai）Kupr.

【植物形态】多年生草本，具匍匐茎，上升，逐节生根。茎四棱形，基部通常呈淡紫红色，几无毛，幼嫩部分被疏长柔毛。叶草质，下部者较小，叶片心形或近肾形。轮伞花序通常具花 2 朵，花萼管状，外面被长柔毛。成熟小坚果深褐色，长圆状卵形，顶端圆，基部略成三棱形，无毛，果脐不明显。花期 4—5 月，果期 5—6 月。

【生境与分布】生于疏林下、路旁、溪边。贵州分布于遵义、贵阳及凯里、独山、安龙等地；全国除西北及内蒙古外，其他各地也产。

【歌诀】血丹性凉味又苦，利湿通淋可解毒，淋证黄疸皆可治，疮痈肿毒力能除。

【译注】活血丹味苦，性凉，功效：功能：利湿通淋，清热解毒，散瘀消肿。主治热淋，石淋，湿热黄疸，疮痈肿毒，跌打损伤。

【入药部位】全草

【采集加工】4—5 月采收，除去泥土，鲜用。

【性味】味苦，性凉。

【功效】利湿通淋，清热解毒，散瘀消肿。主治热淋，石淋，湿热黄疸，疮痈肿毒，跌打损伤。

【用药经验】

活血丹 50 g、白折耳根 50 g、黑根 50 g，水煎服，治便秘。

【使用注意】脾胃虚寒者忌用。

【现代研究】

化学成分：含挥发油、欧亚活血丹呋喃、欧亚活血丹内酯等。

药理：利胆作用；利尿作用；溶解结石作用。

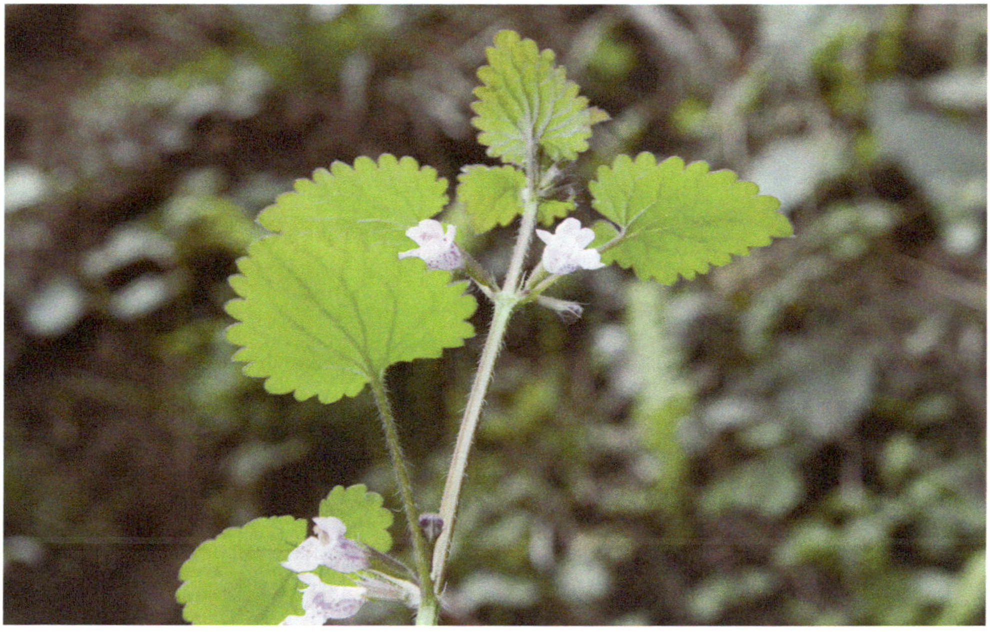

图 33-1　活血丹花

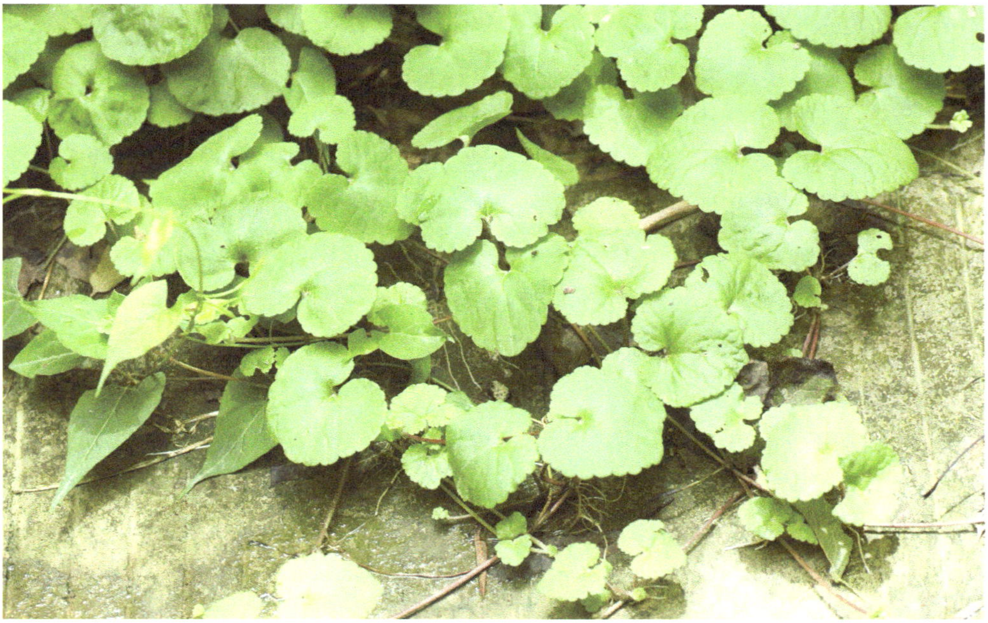

图 33-2 活血丹叶

临床：治疗腮腺炎：将连钱草洗净，加入少量食盐捣烂后，敷于肿大处，不论一侧或两侧腮腺肿大，一般都两侧一起敷药，鲜品或干品疗效一样。治疗烧伤：用新鲜连钱草 1 把，洗净，取黄草纸包 2～3 层，水中浸湿后置旺火中烤熟，约 20～30 分钟取出去纸，趁热将药草揉烂取汁，盛于杯中，用消毒鸭毛蘸药汁涂搽伤面，每日搽至数十次，以保持伤面湿润为度。伤势严重的，药汁可加入适量冰片或麝香；如创面感染化脓，须先经清洗消毒处理，然后搽药。

34. 独角莲

【布依族药名】那柏莲（罗甸）；把柏告（贵定）

【俗名】八角莲、八角盘

【来源】小檗科植物八角莲 *Dysosma versipellis*（Hance）M. Cheng ex Ying.

【植物形态】多年生草本。根状茎粗壮，横生，多须根；茎直立，不分枝，无毛，淡绿色。茎生叶 2 片，薄纸质，互生，盾状，近圆形，掌状浅裂。花深红色。浆果椭圆形，种子多数。花期 3—6 月，果期 5—9 月。

【生境与分布】生于阔叶林或竹林阴湿处。贵州分布于梵净山和松桃、江口、印江、赤水、桐梓、贵定、独山、罗甸等地；长江以南各省（区）也有分布。

【歌诀】角莲性平味又苦，解毒化痰肿消除，疔疮瘰疬跌打伤，也可用于除蛇毒。

【译注】独角莲味苦，性平。功能：清热解毒，化痰散结，祛瘀消肿。主治痈肿，疔疮，瘰疬，喉蛾，跌打损伤，蛇咬伤。

【入药部位】根茎

【采集加工】秋季采挖，除去杂质，鲜用。

【性味】味苦，性平。

【功效】清热解毒，化痰散结，祛瘀消肿。主治痈肿，疔疮，瘰疬，喉蛾，跌打损伤，蛇咬伤。

【用药经验】

独角莲 50 g、白龙须 50 g、野青菜 50 g 泡酒喝，治风湿。服药过量以萝卜子解。

【使用注意】虚寒者及孕妇忌用。

【现代研究】

化学成分：含鬼臼毒素、山荷叶素、山萘酚、槲皮素等。

药理：对心脏有兴奋作用；对平滑肌有抑制作用。

治疗：治疗腮腺炎，八角莲注射液，每支 20 ml（含生药 8 g），肌肉注射，成人每日 2 支，儿童每日 1 支，或加 10% 葡萄糖注射液 250 ml 静脉滴注，疗程 5 天。

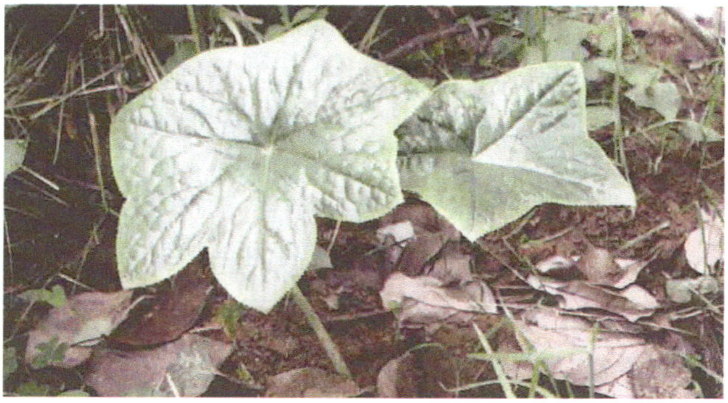

图 34-1　独角莲

35. 韭菜

【布依族药名】邑举（罗甸）；把乌（贵定）；夫丘（水城、六枝）

【俗名】韭菜

【来源】百合科植物韭菜 *Allium tuberosum* Rottler ex Sprengel.

【植物形态】具倾斜的横生根状茎。鳞茎簇生，鳞茎外皮暗黄色至黄褐色，破裂成纤维状。叶条形，扁平，实心，比花葶短，边缘平滑。伞形花序半球状或近球状，具多但较稀疏的花；小花梗近等长，子房倒圆锥状球形，外壁具细的疣状突起。花、果期 7—9 月。

【生境与分布】全国各地均有栽培。

【歌诀】韭菜味甘性又温，健胃固涩且提神，膈噎反胃汗证除，跌打损伤效亦稳。

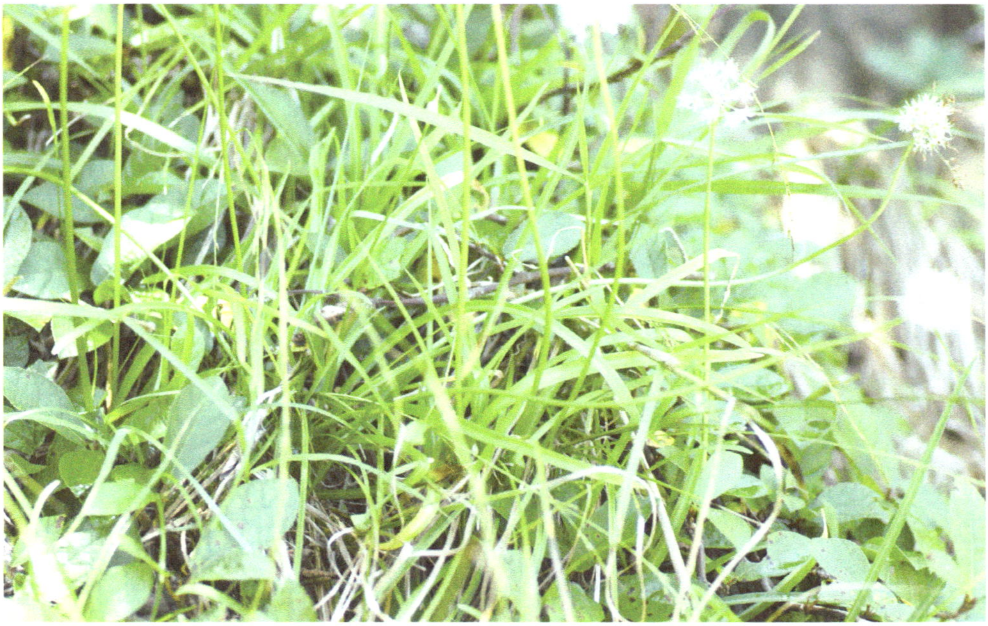

图 35-1　韭菜

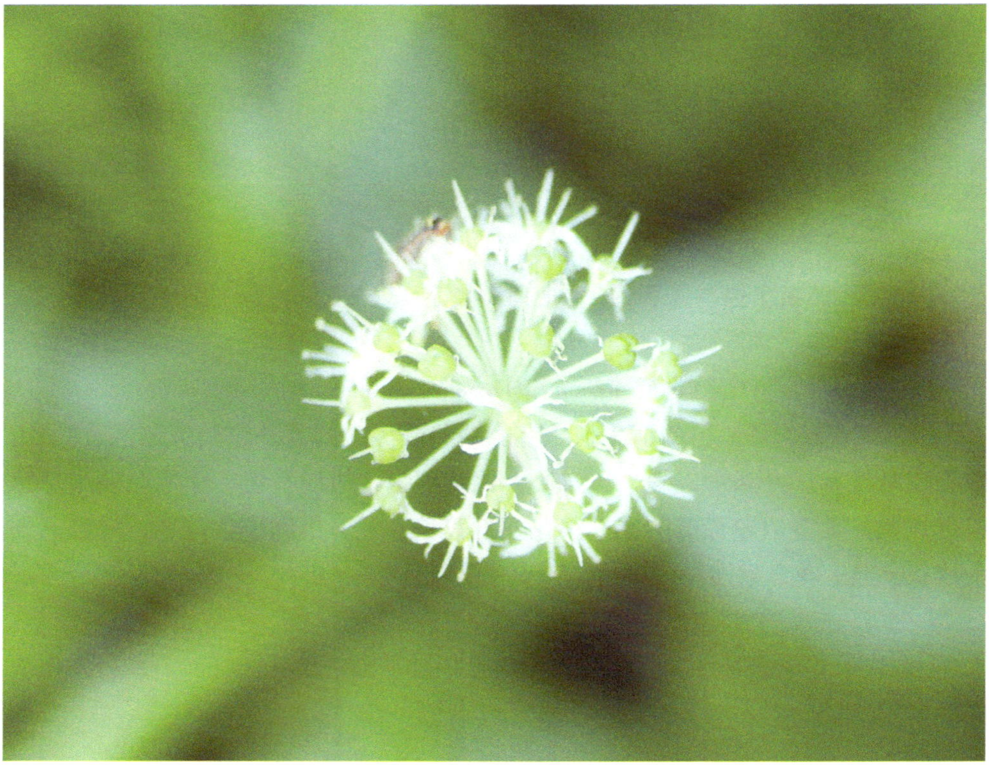

图 35-2　韭菜花

【译注】韭菜味甘，性温。功能：健胃，提神，止汗，固涩。主治膈噎反胃，自汗盗汗，跌打损伤。

【入药部位】鳞茎及根

【采集加工】四季可采，除去杂质，鲜用。

【性味】味甘，性温。

【功效】健胃，提神，止汗，固涩。主治膈噎反胃，自汗盗汗，跌打损伤。

【用药经验】

韭菜 200 g，水煎趁热洗患处，睡时将药渣敷肛门，治脱肛。

【使用注意】实热证忌用。

【现代研究】

化学成分：韭菜子主要含有硫化物，脂肪油，蛋白质，皂苷，生物碱，黄酮类，核苷类等成分。韭菜子中的腺苷能显著增值小鼠脾脏免疫细胞，推测腺苷可能与温肾助阳的成分有关。

36. 一支箭

【布依族药名】那苓骂（罗甸）；仙那刘（贵定）

【俗名】一矛一盾、矛盾草

【来源】瓶尔小草科植物尖头瓶尔小草 *Ophioglossum pedunculosum* Desv. 植物形态根状茎

【植物形态】根状茎短而直立，高达 25 cm，常有叶 2～3 片；总叶柄纤细。营养叶长卵形，两侧有狭翅，向先端渐变狭，为急尖头或近于钝头，草质，网状脉明显。孢子叶自营养叶柄的基部生出，高于营养叶 1 倍以上。孢子囊线形，直立。

【生境与分布】狭叶瓶尔小草是国家二级重点保护植物。生于草地、林缘。贵州分布于贵阳、毕节、安顺及独山、都匀、平塘、天柱、兴义、兴仁、印江等地；四川、云南、广西及长江下游各省（区）也有分布。

【歌诀】一支箭寒微苦甘，清热解毒肺宁安，蛇虫跌扑疗效好，咳吐痛淋均能痊。

【译注】一支箭味微苦、微甘，性寒，功能清热解毒，凉血镇痛，善治肺热咳嗽，劳伤吐血，肺痈，淋浊等，一支箭能清热镇痛，故对胃痛，痧症腹痛，痈肿疮毒，蛇虫咬伤，跌扑损伤等，辨证应属于热证者有良好疗效。

【入药部位】全草

【采集加工】夏季、秋季采收，洗净，晒干。

【性味】味微苦、微甘，性寒。

【功效】清热，解毒，凉血，镇痛。主治肺热咳嗽，劳伤吐血，肺痈，胃痛，痧症腹痛，淋浊，痈肿疮毒，蛇虫咬伤，跌扑损伤。

【用药经验】一支箭 50 g，水煎服，治附件炎。

【使用注意】虚寒者及孕妇忌用。

【现代研究】

化学成分：分别为亚油酸、三油酸甘油酯、β-谷甾醇、正十五酸三甘油酯、亚油酸甘油单酯、3-甲氧基槲皮素和3,4-二羟基苯甲酸等。

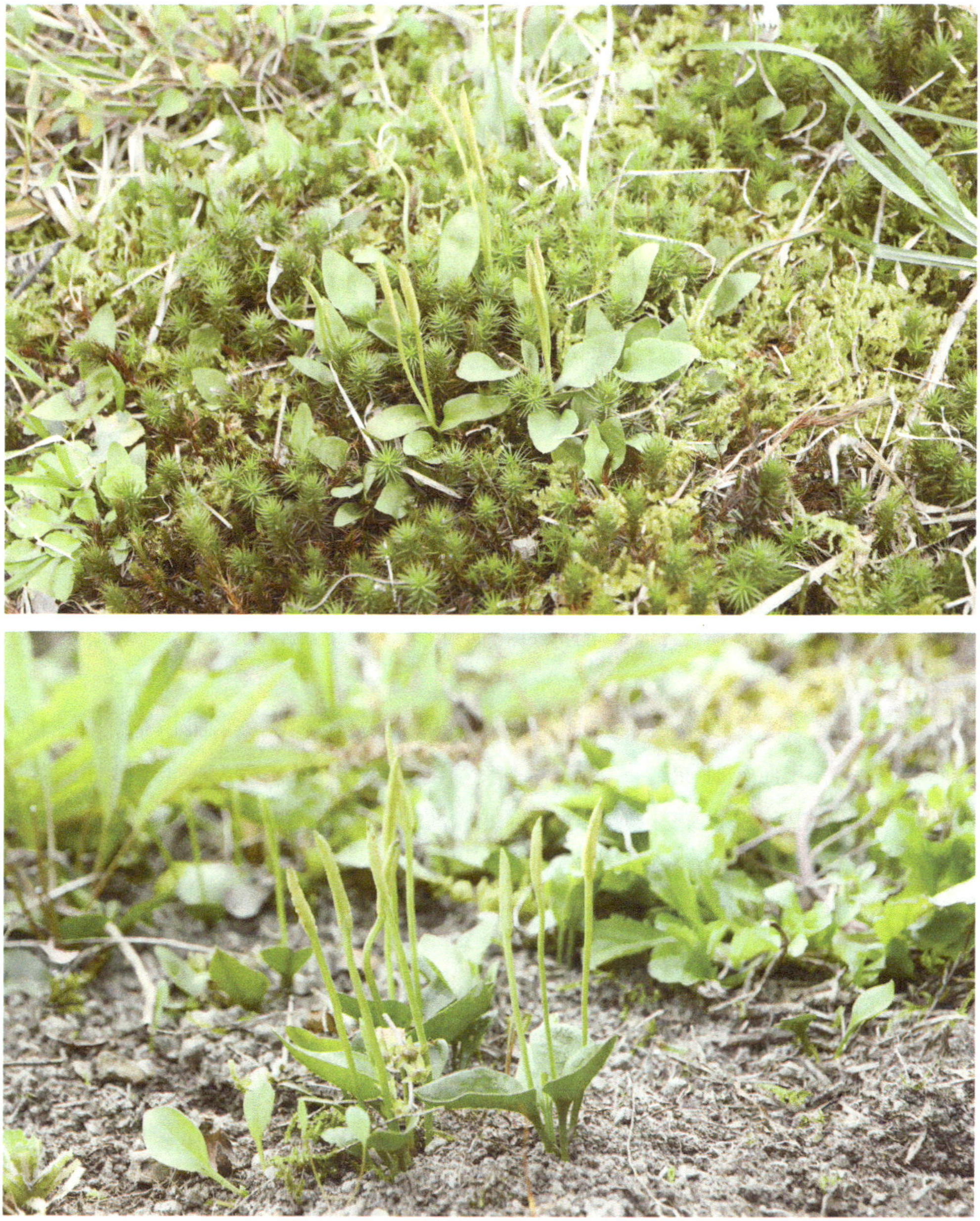

图36-1 一支箭

37. 白萝卜子

【布依族药名】万勒八（罗甸）；望勒不浩（贵定）；厄打八啊（水城，六枝）

【俗名】萝卜子

【来源】十字花科植物莱菔 *Raphanus sativus* L.

【植物形态】两年或一年生草本。直根肉质，外皮绿色、白色或红色；茎有分枝，无毛，稍具粉霜。基生叶和下部茎生叶大头羽状半裂，顶裂片卵形。总状花序顶生及腋生；花白色或粉红色，萼片长圆形；花瓣倒卵形，具紫纹，下部有爪。长角果圆柱形，种子 1～6 粒，卵形，微扁，红棕色，有细网纹。

【生境与分布】贵州各地均有栽培。

【歌诀】萝卜子辛甘凉药，下气除积腹胀疗，消食通便又导滞，痢疾泄泻热痰消。

【译注】白萝卜味辛、甘，性凉。辛能散，能行，故能消食，下气，化痰，甘能缓能和，在消食导滞的基础上能顾护脾胃，止渴生津，脾能统血，利尿等功效。主治消化不良，食积胀满，吞酸，吐食，腹泻，痢疾，便秘，痰热咳嗽。

【入药部位】种子

【采集加工】秋季、冬季采集，晒干。

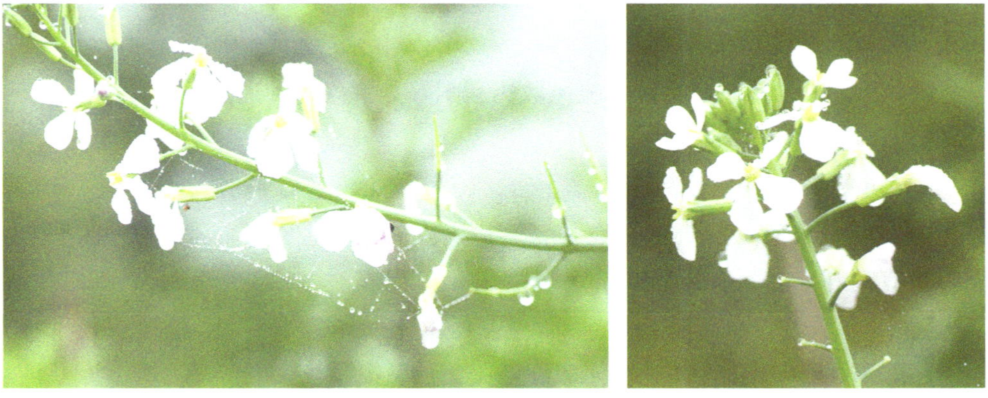

图 37-1　白萝卜花

【性味】味辛、甘，性凉。

【功效】消食，下气，化痰，止血，解渴，利尿。主治消化不良，食积胀满，吞酸，吐食，腹泻，痢疾，便秘，痰热咳嗽。

【用药经验】

白萝卜子 9 g、八角枫 9 g、胡椒 9 g，同 1 只公鸡炖，吃鸡肉，治风湿。

【使用注意】中气虚弱者慎服。

【现代研究】

化学成分：种子含芥子碱和脂肪油 30%，油中含大量的芥酸及亚油酸、亚麻酸，还含有莱子甾醇和 22-去氢莱油甾醇。另含莱菔素。

38. 一枝黄花

【布依族药名】那变热（罗甸）；把惹翁（贵定）

【俗名】土泽兰、黄花一枝香、黄花马兰

【来源】菊科植物一枝黄花 *Solidago decurrens* Lour.

【植物形态】多年生草本。茎直立，通常细弱，单生或少数簇生，不分枝或中部以上有分枝。全部叶质地较厚，叶两面、沿脉及叶缘有短柔毛或下面无毛。头状花序较小。瘦果，无毛，极少有在顶端被稀疏柔毛的。花果期 4—11 月。

【生境与分布】生于山野、草坡。贵州各地均有分布；广布于华中、华东、华南、西南各省（区）。

【歌诀】一枝黄花治感冒，疏风散热利咽好，解毒消肿退黄疸，外伤亦有好疗效。

【译注】一枝黄花性凉，味辛、苦，疏风散热，解毒消肿，退黄疸。对感冒，百日咳，黄疸型肝炎，咽喉肿痛，扁桃体炎，疮疖肿毒，毒蛇咬伤，跌打损伤具有良好疗效。

【入药部位】全草

【采集加工】秋季花果盛期采收，除去泥沙，晒干。

【性味】味辛、苦，性凉。

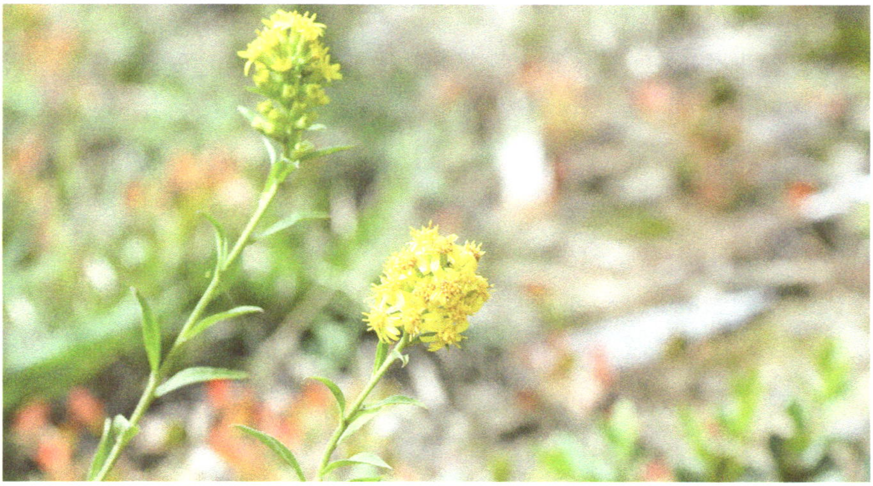

图 38-1　一枝黄花

【功效】疏风散热，解毒消肿，退黄疸。主治感冒，百日咳，黄疸型肝炎，咽喉肿痛，扁桃体炎，疮疖肿毒。

【用药经验】

一枝黄花 10 g、杠板归 30 g，煎水坐浴，治阴道炎。

小儿急性扁桃体炎：取一枝黄花鲜品 30 ~ 60 g 或干品 15 ~ 30 g，水煎，代茶饮。另取一枝黄花鲜品适量，捣烂绞汁，加食盐、醋少许拌匀，徐徐含咽。

【使用注意】脾胃虚寒，大便溏薄者慎用。

【现代研究】一枝黄花的成分：一枝黄花属植物品种多，有 120 多个种类，主要生长在北美洲，其中中国有 4 个品种：毛果一枝黄花，一枝黄花，钝苞一枝黄花和加拿大一枝黄花。对一枝黄花属植物化学成分的研究在西欧国家比较多，不同品种的化学成分也有差异，一枝黄花主要含黄酮、皂苷、苯甲酸苄酯、当归酸桂皮酯、炔属化合物、苯丙酸等。

（1）黄酮类芦丁（Rutin）、山奈酚一 3 一芦丁糖苷、异槲皮苷、山萘酚一葡萄糖苷。

（2）皂苷类一枝黄花酚苷（1eiocarposide）。

（3）苯甲酸苄酯类 2,3,6–三甲氧基苯甲酸 –（2–甲氧基苄基）酯、2,6–二甲氧基苯甲酸 –（2–甲氧基苄基）酯、2–羟基–6–甲氧基苯甲酸苄酯、2,6–二甲氧基苯甲酸苄酯。

（4）当归酸桂皮酯类当归酸–3,5–二甲氧基–4–乙酰氧基桂皮酯、当归酸–3–

甲氧基-4-乙酰氧基桂皮酯。

（5）炔属化合物（2E-8z）-癸-二烯-4，6-二炔酸甲酯、（2 z-8 z）-癸-二烯-4,6-二炔酸甲酯。

（6）苯丙酸类咖啡酸（Caffei C acid）、绿原酸（Chlorogenicacid）。

（7）其他谷甾醇（sitoster01）、6-杜松帖烯（6-cadinene），以及多种微量元素，其中 ca2+，M92+含量较多。

现代药理学表明，一枝黄花具有抗菌、利尿、祛痰平喘等作用，近年的研究还发现一枝黄花有降压、对胃黏膜的保护及促进胃肠平滑肌运动的作用。

39. 龙葵

【布依族药名】岜得（罗甸）；把色（贵定）

【俗名】剑草

【来源】茄科植物龙葵 *Solanum nigrum* L.

【植物形态】一年生直立草本。茎无棱或棱不明显，绿色或紫色。叶卵形。蝎尾状花序腋外生。浆果球形，熟时黑色。种子多数，近卵形，两侧压扁。

【生境与分布】生于田边、路旁或荒地。全国各地均有分布。

【歌诀】苦寒小毒龙葵药，清热解毒热证疗，不慎跌倒得扭伤，活血消肿有奇效。

【译注】龙葵味苦性寒，有小毒，可清热解毒，活血消肿，用于疔疮、丹毒、跌打损伤等。

【入药部位】全草

【采集加工】夏季、秋季采收，晒干。

【性味】味苦，性寒。

【功效】清热解毒，活血消肿。主治疔疮，痈肿，丹毒，跌打扭伤，慢性气管炎，肾炎水肿。

【用药经验】

龙葵根适量，水煎服，治肺不通气。

【使用注意】脾胃虚寒者忌服。

【现代研究】

化学成分：含有龙葵碱、澳茄胺、龙葵定碱、皂甙、维生素 C、树脂。

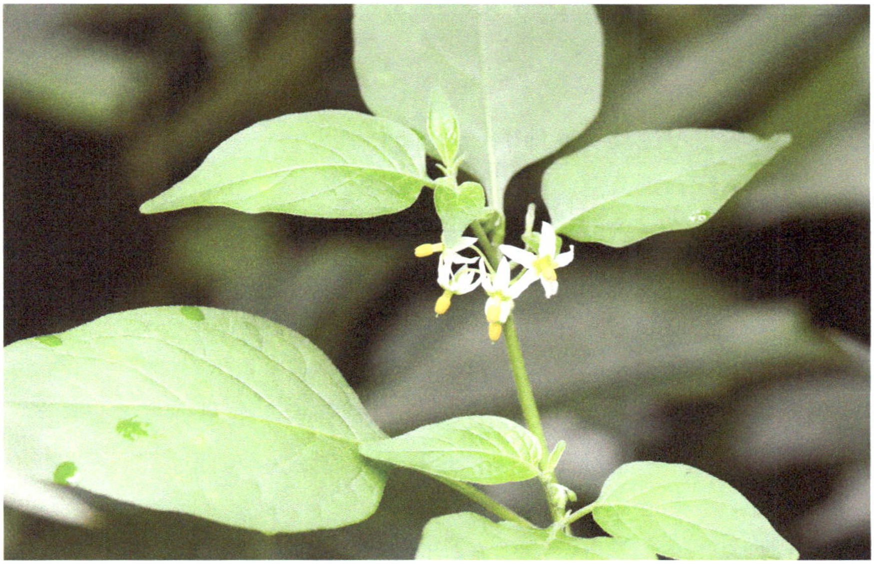

图 39-1　龙葵花

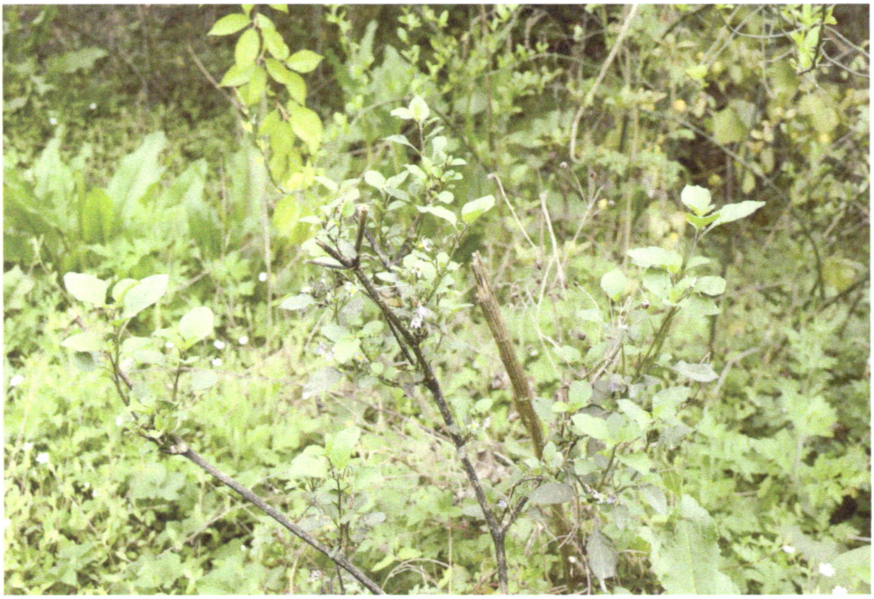

图 39-2　龙葵

40. 一点红

【布依族药名】习邑驾（罗甸）

【俗名】叶下红，野芥兰

【来源】菊科植物一点红 *Emilia sonchifolia*（L.）DC. O

【植物形态】一年生草本，根垂直。茎直立或斜升，稍弯，通常自基部分枝，灰绿色，无毛或被疏短毛。叶质较厚，下部叶密集，具不规则的齿。小花粉红色或紫色。花果期 7—10 月。

【生境与分布】生于村旁、路边、田园和旷野中。贵州分布于贵阳及兴义、绥阳、关岭、独山、安龙等地，陕西、江苏、浙江、江西、广西、四川等省（区）也有分布。

【歌诀】野芥兰名一点红，实证发热用得通，痢疾便血与目赤，清热解毒亦消肿。

【译注】一点红又叫野芥兰，味辛、微苦，性凉，清热解毒，消肿利尿。用于痢疾，腹泻，尿路感染，上呼吸道感染，便血，肠痈痈，目赤，喉蛾，疔疮肿毒等疾患。

【入药部位】全草

【采集加工】夏季、秋季采收，鲜用或晒干。

【性味】味辛、微苦，性凉。

【功效】清热解毒，消肿利尿。主治痢疾，腹泻，尿路感染，上呼吸 道感染，便血，肠痈痈，目赤，喉蛾，疔疮肿毒。

【用药经验】

一点红、百部各适量，水煎服，治肺炎。

小儿疳积：一点红 9 g 蒸瘦猪肉。

【使用注意】孕妇忌服。

【现代研究】

一点红属植物中的化学成分复杂，目前对其化学成分的研究主要集中在黄

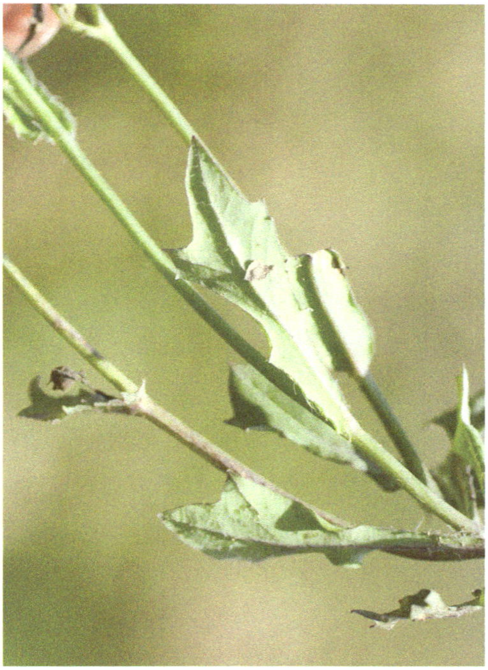
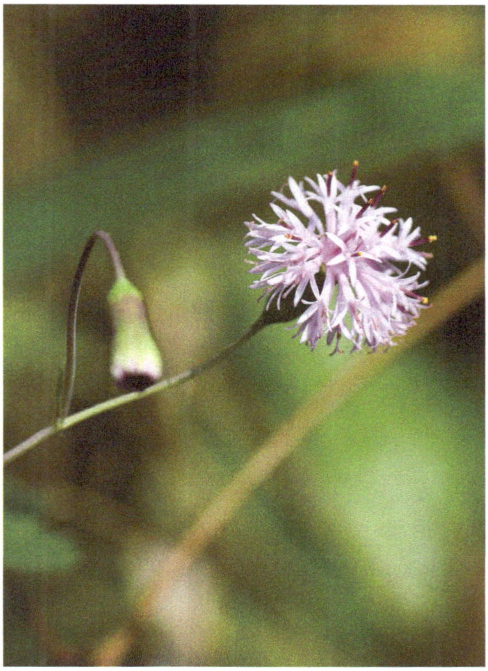

图 40-1　一点红叶

酮、生物碱、有机酸、萜类等物质。现代研究发现，一点红含有多种营养成分，富含人体必需的微量元素铁、锌、锰等，种类较齐全，比例合理。其还含有粗纤维、总糖、粗脂肪、谷氨酸等，因此具有较高的营养价值。此外，有研究报道一点红对益智作用，具有一定的保健功效，有较高的营养价值和药用价值，应用前景广阔。一点红作为民间常用的药食两用植物，具有较高的药用价值和营养价值。一点红别名众多，其中“叶下红”易引起混名混用现象，应注意区分。一点红常以全草或根部入药，可内服、外敷，干品与鲜品均可入药，民族用药亦较为广 泛。近年来，我国南方一些地方已开始人工栽培一点红，丰富了一点红的来源。但当前一点红的临床应用研究不够全面，毒性研究较少，需进一步深入探索，为一点红的临床应用提供科学依据，也为其新药及保健品的开发奠定理论基础。目前研究多集中在抗炎作用上，其他药理作用涉及甚少。一点红对糖尿病大鼠的肾脏具有一定的保护作用，其机制可能为降低肾脏中 TGF-131 的表达，同时增加 BMP-7 的表达，使糖尿病肾组织中 TGF-131 和 BMP-7 的表达达到平衡状态，从而起到对肾脏的保护作用。其具体机制还有待进一步研究，以便为降糖新药的开发及后续临床合理用药奠定基础。

41. 七叶一枝花

【布依族药名】谢莫凹（罗甸）；桂塔埋（水城、六枝）

【俗名】蚤休、草河车、重楼、独角莲

【来源】百合科植物七叶一枝花 *Paris polyphylla* Sm.o

【植物形态】多年生草本植物，高约 30～100 cm。根茎肥厚，黄褐色，结节明显。茎直立，圆柱形，常带紫红色或青紫色，基部有 1～3 片膜质叶鞘包茎。叶轮生茎顶，通常 7 片；叶片长圆状披针形、倒卵状披针形或倒披针形，长 8～27 cm，宽 2.2～10 cm，先端急尖或渐尖，基部楔形，全缘，膜质或薄纸质。花柄出自轮生叶中央，通常比叶长，顶生一花；花两性，外轮花被片 4～6，狭卵状披针形；内轮花被片狭条形，长超过外轮或近等长；雄蕊 8～12，花药短，与花丝近等长或稍长；花柱粗短。蒴果紫色，3～6 瓣开裂。种子多数，具鲜红色多浆汁的外种皮。根茎类圆锥形，常弯曲，直径 1.3～3 cm，长 3～8 cm。表面淡黄棕色或黄棕色，具斜向环节，环节突起不明显，茎痕半圆形或椭圆形，略交错排列；顶端有凹陷的茎残基，或有芽痕。质较坚实，易折断，断面平坦，粉质，少数部分角（胶）质。

【生境与分布】生长于高海拔 1800～3200 m 林下。主要产于广西、贵州、云南、西藏、四川等地。

【歌诀】七叶一枝花，深山是我家，痈疽如遇我，一似手拈拿。

七叶一枝花，百病一把抓；屋有七叶一枝花，毒蛇不敢进我家。

【译注】七叶一枝花性微寒，味苦。具有清热解毒，消肿止痛，凉肝定惊等功效。用于疔疮痈肿，咽喉肿痛，蛇虫咬伤，跌扑伤痛，惊风抽搐等疾患。

【入药部位】根茎

【采集加工】秋季采挖，除去须根，洗净，晒干。

【性味】性微寒，味苦。

【功效】清热解毒，消肿止痛，凉肝定惊。主治疔疮痈肿，咽喉肿痛，蛇虫咬伤，跌扑伤痛，惊风抽搐。

【用药经验】

七叶一枝花少许，纳入肛门，止泻。在我国传统医学中，七叶一枝花常被组成方剂用于各类癌症的治疗，如食道癌、喉癌、直肠癌、肺癌、肝癌、宫颈癌等。

内服：煎汤，3～10 g；研末，水煎服，每次 1～3 g。

外用：适量，磨汁涂布、研末调敷或鲜品捣敷。主治痈肿疮毒，咽肿喉痹，乳痈，跌打伤痛，肝热抽搐。

治蛇咬伤：七叶一枝花根 10 g，研末开水送服，每日 2～3 次；另以七叶一枝花鲜根捣烂，或加甜酒酿捣烂敷患处。(《浙江民间常用草药》)

治中鼠莽毒：金线重楼根。磨水服。(《濒湖集简方》)

治脱肛：蚤休，用醋磨汁。外涂患部后，用纱布压送复位，每日可涂 2～3 次。(《广西民间常用草药》)

流行性腮腺炎：七叶一枝花根状茎适量，醋磨外搽，每日 4～5 次。另用 5～9 g，水煎服，每日 1 次。

【使用注意】虚寒证、阴性疮疡及孕妇禁服。

【现代研究】

近年来，国内外学者对七叶一枝花的化学成分进行了大量研究，发现七叶一枝花化学成分复杂，其主要有效成分为多种甾体类皂苷。七叶一枝花（华重楼）的根茎为 2015 年版《中国药典》重楼项下收录品种之一。七叶一枝花不同部位重楼皂苷 Ⅰ、Ⅱ、Ⅵ、Ⅶ 的含量，发现地下根茎的总皂苷含量最高。甾体皂苷是重楼根茎主要活性成分，具有抗肿瘤、消炎、止血、抗菌、镇痛、镇静、抗氧化、免疫调节、抑制血管生成、保护肝脏与肾脏等作用重楼皂苷 H 功效为诱导血小板凝结聚集，具有止血作用。研究表明，七叶一枝花煎剂对金黄色葡萄球菌、溶血性链球菌、脑膜炎双球菌、痢疾杆菌、伤寒杆菌、副伤寒杆菌、大肠杆菌和绿脓杆菌均有不同程度的抑菌作用。现在药理研究表明，它还具有止血、镇静镇痛、免疫调节、抗肿瘤、抗炎、抗菌抑菌、抑制精子活性等作用。七叶一枝花中富含的 3 种重楼皂苷（Ⅰ、Ⅵ、Ⅶ）均能够与 ACE2 结合，结合自由能均低于 −8kcal/mol。三种化合物共同结合的氨基酸残基包括：Pro-346、Thr-347、Ala-348、Asp-350、Asn-394、His-401、Glu-402。三种药物结合以上位点的结构主要是共同的母核结构起着关键作用。另外，重楼皂苷Ⅰ与 ACE2 结合所需能量最低，而重楼皂苷Ⅵ与靶蛋白作用的关键氨基酸数量最多及形成的氢键数量最多。因此，基于这三种有效成分进行结构设计有望获得高效的 SARS-CoV-2 抑制剂，以期为 COVID-19 治疗药物发现提供研究基础。

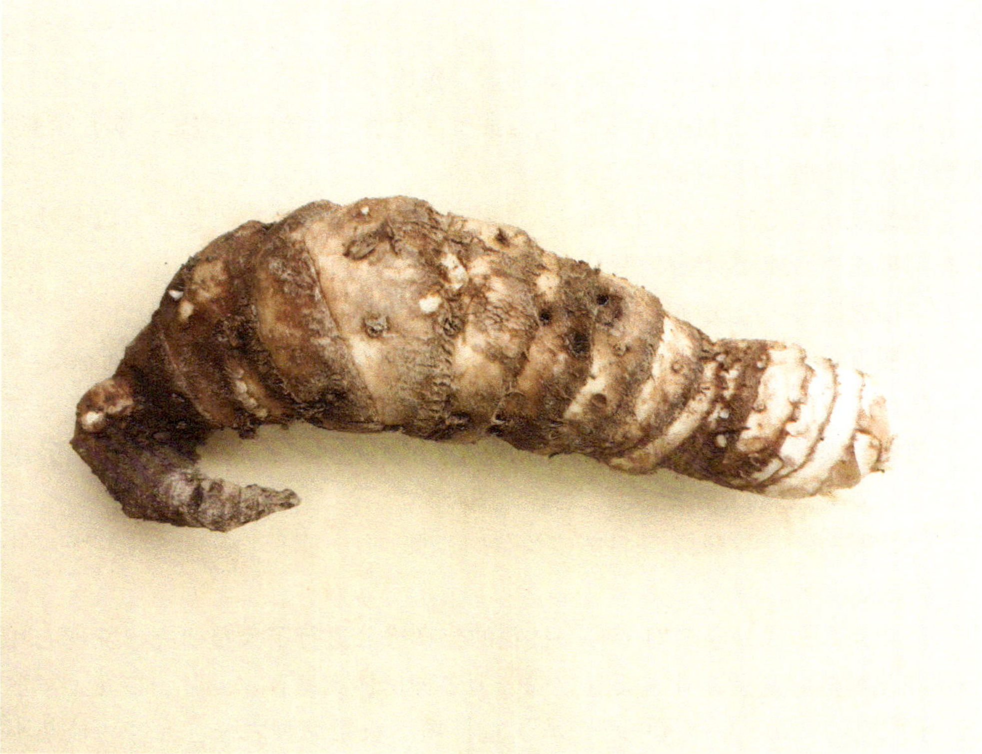

图 41-1　七叶一枝花根

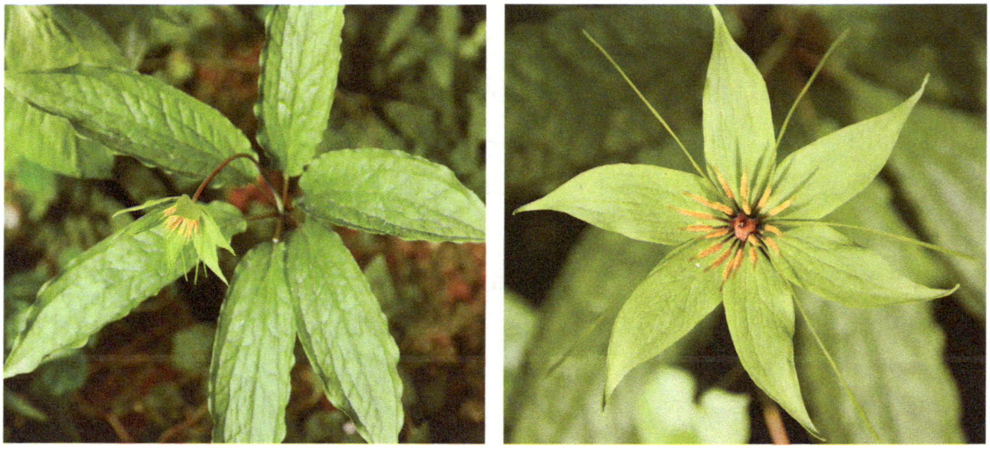

图 41-2　七叶一枝花

42. 九头狮子草

【布依族药名】树如（水城、六枝）

【俗名】尖惊药

【来源】爵床科植物九头狮子草 *Peristrophe japonica*（Thunb.）Bremek

【植物形态】草本。叶卵状矩圆形，顶端渐尖或尾尖，基部钝或急尖。花序顶生或腋生，花冠粉红色至微紫色。蒴果疏生短柔毛，种子有小状突起。

【生境与分布】生于山坡、林下、路旁、溪边等阴湿处。贵州各地均有分布；长江流域以南其他省区也有分布。

【歌诀】辛凉九头狮子草，清热解毒又解表，止咳除烦是好药，高热惊风咽痛疗。

【译注】九头狮子草，性凉，味辛、苦，功效是发汗解表，清热解毒、止咳除烦。主治感冒咳嗽，咽喉肿痛，小儿高热，痈疖肿毒，蛇虫咬伤，也是是治小儿惊风的好药。

【入药部位】全草

【采集加工】夏季、秋季采收，除去杂质，鲜用或晒干。

【性味】味辛、微苦，性凉。

【功效】发汗解表，清热解毒、止咳除烦。主治感冒咳嗽，咽喉肿痛。小儿高热，痈疖肿毒，蛇虫咬伤。

【用药经验】

九头狮子草、一窝蛆各适量，兑甜酒少许，调擦患处，治淋巴结核。

治小儿惊风：尖惊药 10 g、白风藤 10 g、金钩藤 10 g、防风 5 g、朱砂 1 g、麝香 0.25 g。将朱砂与麝香置于杯中，另将前四味药熬水，药水混合朱砂、麝香，三次服完。(《贵阳民间药草》)；辣叶青药 25 g，捣绒对淘米水服。(《贵州草药》)

治小儿吐奶并泄青：尖惊药 25 g（根叶并用），煎水服。(《贵阳民间草药》)

治男子尿结：尖惊药、黑竹根、大种鹅儿肠、木通、淮知母各 25 g。加酒

600 g 蒸，早晚各服 100 g，第二次用 250 g 酒蒸，第三次用 300 g 酒蒸。(《贵阳民间药草》)

治痔疮：尖惊药 100 g、槐树根 100 g、折耳根 100 g。炖猪大肠头，吃五次。(《贵阳民间药草》)

治白带，经漏：九头狮子草 200 g，炖猪肉吃。(《常用中草药配方》)

【使用注意】虚寒者慎用。

【现代研究】

化学成分：含 3,5-吡啶二酰胺、羽扇豆醇、豆甾醇、葡萄糖苷等成分。

药理：抗菌作用。九头狮子草资源丰富，属于清热解毒类中药，民间广泛用于治疗小儿高热、惊风等症且药效显著。贵州省以九头狮子草为主药生产的用于治疗妇科阴道感染不适症状以及日常保洁的苗草护阴液也已上市，但其药用有效部位尚未明确。九头狮子草用于治疗妇科炎症，疗效良好。研究已明确了九头狮子草抗菌、止痒和抗炎的作用。

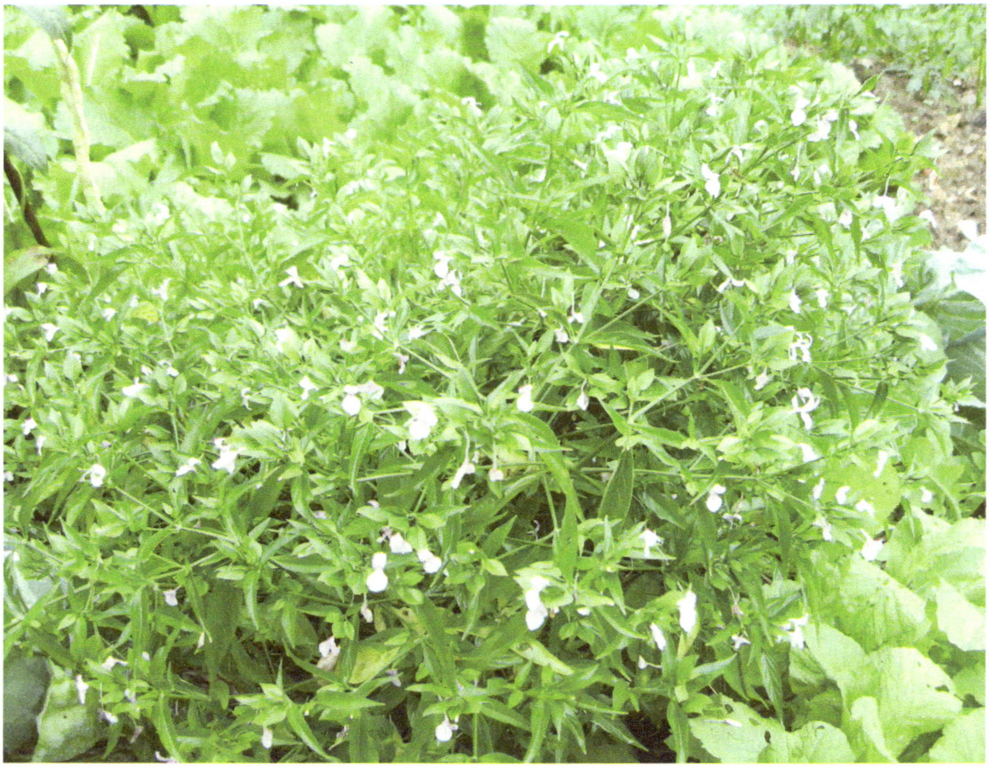

图 42-1　九头狮子草

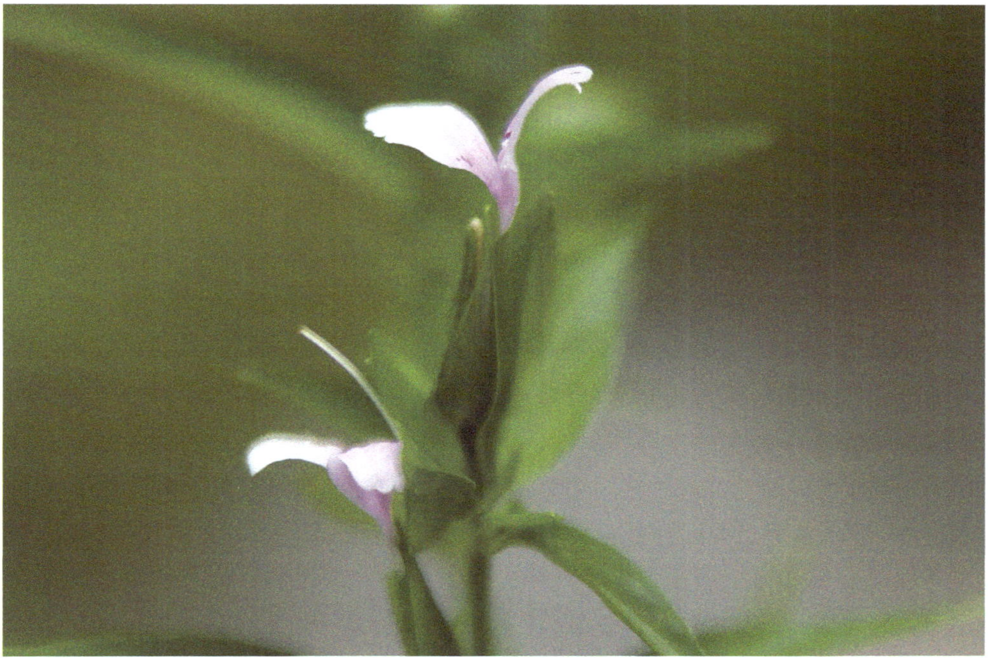

图 42-2　九头狮子草花

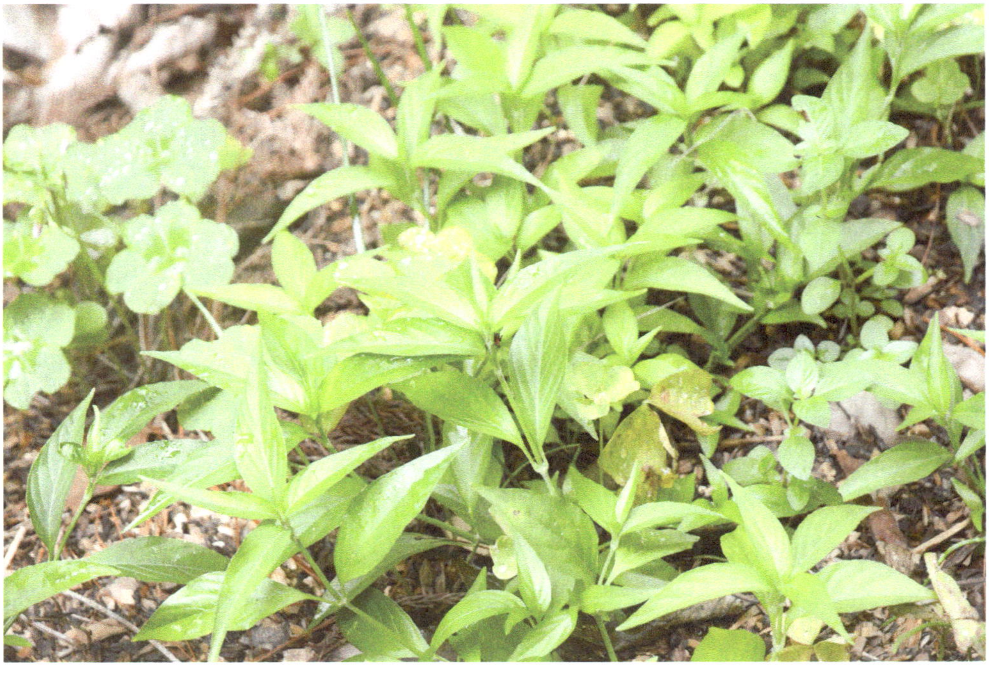

图 42-3　九头狮子草

43. 十大功劳

【布依族药名】槐江（水城、六枝）

【俗名】土黄柏、刺黄连、刺黄苓、功劳木

【来源】小案科植物阔叶十大功劳 *Mahonia bealei*（Fort.）Carr.o

【植物形态】灌木或小乔木。叶狭倒卵形至长圆形，上面暗灰绿色，背面被白霜，有时淡黄绿色或苍白色。花状花序直立，花瓣倒卵状椭圆形，花期 9 月至翌年 1 月，果期 35 月。

【生境与分布】生于山坡及灌丛中；也有栽培。贵州各地均有分布；我国中部、华中及南部其他地区也有分布。

【歌诀】功劳苦寒，止咳化痰，骨蒸潮热，肺痨不难。

【译注】十大功劳味苦，性寒，能滋阴清热，特别是这种植物的叶子入药以后能清除人体内的热毒，也能润肺止咳，防止结核发生，它对人类的肺结核有出色治疗作用。十大功劳的根茎入药以后则具有清热解毒的重要作用，它能预防胃肠炎和肝炎等多种疾病发生。十大功劳中含有多种天然的药用成分，它们能清热解毒也能消炎杀菌更能消肿止痛。

【入药部位】根

【采集加工】秋季采收，除去杂质，干燥。

【性味】味苦，性寒。

【功效】滋阴，清热，止咳化痰。主治肺痨咳嗽，骨蒸潮热。

【用药经验】

十大功劳 10 g、鱼腥草 10 g，水服，治肝炎。

治肺结核：阔叶十大功劳根、紫珠草、百部、龙骨、牡蛎各 9 g，白及 6 g，水煎服。(《福建药物志》)

治咽炎、口腔炎：十大功劳鲜根，射干各等份，磨米泔水含咽。(《福建药物志》)。

治肠炎、痢疾：阔叶十大功劳茎 15 g、桃金娘根 30 g、石榴叶（或凤尾草）

15 g，水煎服。（《浙江药用植物志》）

治关节炎痛：细叶十大功劳 60 g，猪脚 7 寸，酌加开水炖 1 小时，饭后服，每日 2 次。

治盆腔炎：阔叶十大功劳根 9 g、金银花 10 g、紫花地丁 24 g，水煎服。（《福建药物志》）

【使用注意】虚寒者慎用。

【现代研究】

功劳木味苦、寒，归肝、胃、大肠经，具有清热燥湿、泻火解毒的功效，用于治疗湿热泻痢、黄疸、目赤胀痛、胃火牙痛。功劳木中含有的生物碱类化合物与非生物碱类化合物对于功劳木的临床运用具有非常重要的研究价值。现代临床研究已证实其具有抗菌、抗炎、抗肿瘤等多方面的活性，还可抑制肿瘤细胞生长、促进肿 瘤细胞凋亡、逆转肿瘤多药性及抑制微管蛋白聚合的作用。生物碱是功劳木抗炎、镇痛、止泻、保肝退黄的药效物质基础，其中巴马汀、药根碱、小檗碱具有较好的抑菌、抗炎活性。其主要活性成分是小檗碱，在临

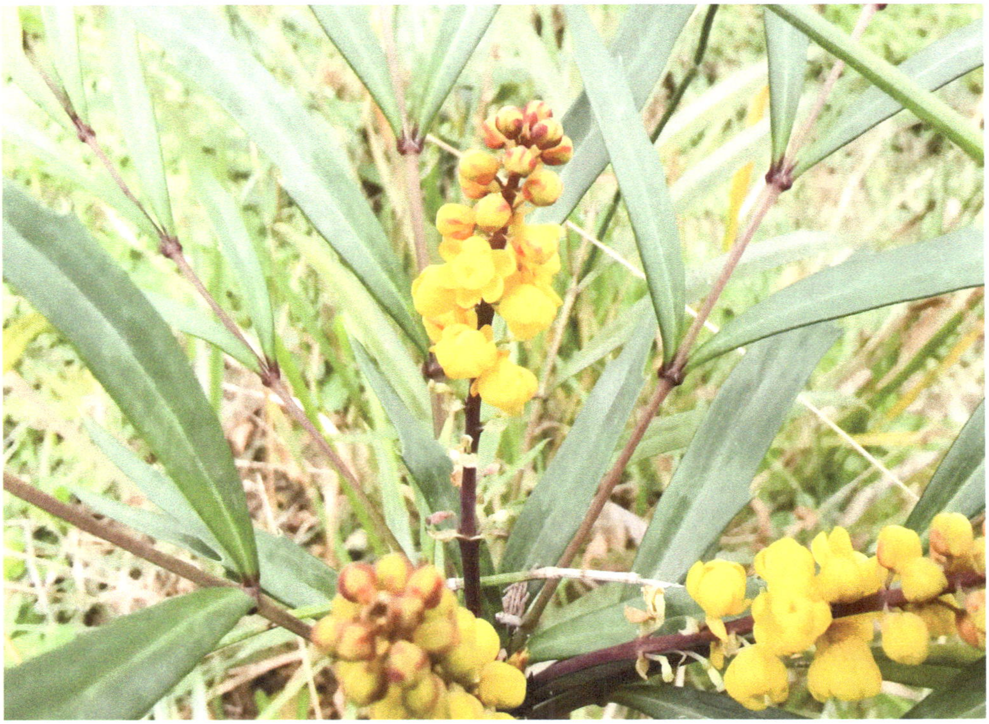

图 43-1　十大功劳花

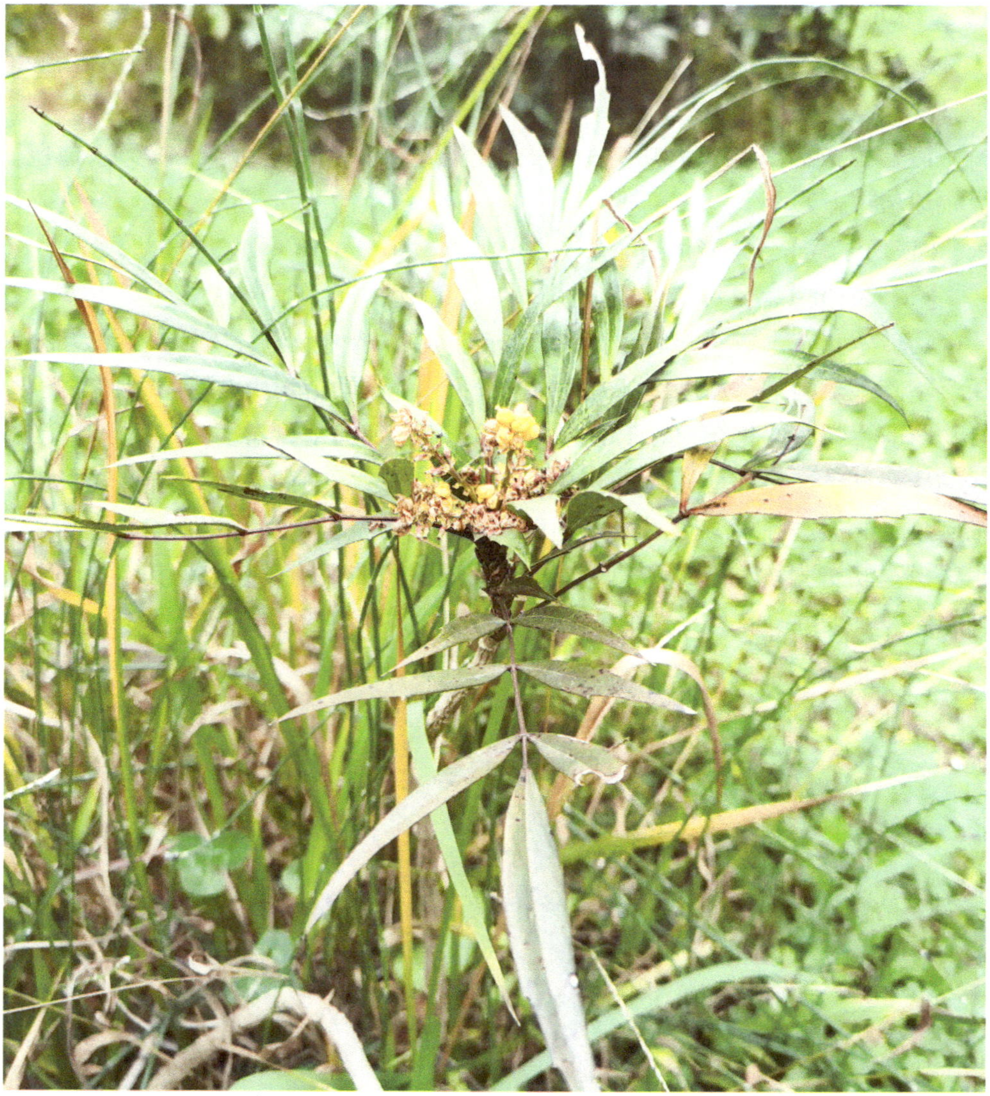

图 43-2　十大功劳

床上主要用于治疗伤寒、急性扁桃体炎、细菌性痢疾与肺结核等症，所以，功劳木被誉为“天然药物”与“绿色药物”。功劳木中的小檗碱对多种人及动物肿瘤细胞的生长有明显抑制作用，并具有促进细胞凋亡，逆 转肿瘤多药性及抑制微管蛋白聚合的作用。平时人们出现结膜炎和痈疖肿痛时都能用十大功劳来治疗，它能让肿痛的症状很快消失。另外人们出现烧伤烫伤时也可以用十大功劳治疗，它能加快伤处愈合，还能预防伤处感染。

44. 万寿竹

【布依族药名】雅占谢（罗甸）；把兑哈（贵定）

【俗名】倒牵牛、百味参、铁竹子、百尾笋、山竹花根、白根药

【来源】百合科植物万寿竹 *Disporum cantoniense*（Lour.）Merr. o

【植物形态】根状茎横走，质硬，呈结节状，下生一束肉白色的根。茎高 50～150 cm，直径约 1 cm，上部有较多呈二叉状的分枝。叶纸质，披针形、卵状或椭圆状披针形，长 5～12 cm，顶端渐尖至长渐尖，基部近圆形，有明显的 3～7 条主脉。伞形花序有花 3～10 朵，生叶腋而与上部叶对生，总花梗与叶柄贴生；花梗长 1～4 cm；花 紫色，钟状；花被片 6，倒披针形，顶端尖，基部有长 2～3 mm 的短矩；花药长 3～4 mm，黄色，花丝长 8～11 mm，内藏；子房长约 3 mm，花柱及柱头为子房的 3～4 倍。浆果，含 2～3 枚暗棕色种子。

【生境与分布】生于灌丛及林下。分布于贵州贵阳、毕节、松 桃、长顺、湄潭等地；广东、广西、湖南、湖北、四川、云南等省区也有。

【歌诀】万寿竹味甘淡平，润肺健脾能滋阴，风湿跌打虫咬伤，止咳止血也可行。

【译注】万寿竹味甘、淡，性平，根部和茎部可以入药，具有非常好的清热止咳功效。对于一些由肺部积热引发的咳嗽、气管炎等症状有着非常好的疗效。万寿竹还可治疗各种风温骨痛、跌打损伤、手足麻木等症状，即可内服也可外敷。治疗风湿骨痛问题是它最重要的作用，此外，长蕊万寿竹还能够止痛消肿，对于那些不慎扭伤的关节部位有着很好的恢复效果。长蕊万寿竹是一种效果非常好的解毒草药，如果在野外不慎被毒蛇害虫咬伤，可以取适量新鲜的长蕊万寿竹捣碎后敷于患处，每天更换两次，连续使用五天左右便可消除毒素。万寿竹用于咳嗽的治疗，不管是感冒引起的急性咳嗽，还是因为肺部炎症所导致的长期咳嗽，都可以利用它来达到治愈的效果。甚至在古代的时候，还用它来治疗会危及生命的肺痨。万寿竹还能够用于止血，不过并不是作为外伤止血药物，而是可以治疗体内出血，比如严重的呼吸道感染会导致痰中带血，甚至出现咯

血的症状。而通过内服万寿竹，就能很快让出血的问题消失，这一方面是来自于它养阴润肺的能力，另一方面也是因为其中的有效成分可以促进血液凝固，从而让已经出现破损的血管能及时修复。

【入药部位】根及根茎。

【采集加工】夏季、秋季采挖，除去杂质，洗净，干燥。

【性味】味甘、淡，性平。

【功效】润肺止咳，健脾消积。主治虚损咳喘，痰中带血，肠风下血，食积胀满。

【用药经验】

万寿竹 50 g、猪肉 250 g，共炖吃，补体虚。

治小儿高烧：万寿竹适量，研末。每次 3 g，一日二次，冷开水送服。(《江西草药》)

治手足麻痹：万寿竹 60 g，鸡蛋 1 个。水炖，服汤食蛋。(《江西草药》)

治风湿痛：万寿竹 18 g，红孩儿根 15 g，茜草根、大血藤根、虎刺根各 9 g。用白酒 500 g 浸泡七天，每次服 15 ~ 60 g，早晚各一次。(《江西草药》)

治风湿关节痛，痛经，月经过多，肺结核：白根药 9 g ~ 15 g。水煎服或炖鸡服。(《云南中草药》)

治跌打损伤，骨折，枪伤，疮疖，蜂窝组织炎：白根药（鲜）捣烂敷患处。(《云南中草药》)

治毒蛇咬伤，引起昏迷：万寿竹 6 g，研末，用万年青根 9 g，煎水冲服。(《江西草药》)

治咳嗽痰中带血：百尾笋 15 g，蒸冰糖服。(《贵阳民间药草》)

【使用注意】实热证忌用。

【现代研究】

药理：强心。万寿竹 75% 乙醇提取物中分离得到 11 个化合物，分别鉴定为 2′-β-D- 吡喃葡萄糖氧苄基-6-α-L-（4′-O-乙酰基）- 吡喃鼠李糖氧基-2-羟基-3-甲氧基苯甲酸酯（1）、4′，7-二羟基黄酮（2）、巴马汀（3）、异紫花前胡苷（4）、4′-O-β-D-葡萄糖基-5-O-甲维阿斯米醇（5）、紫花前胡苷元（6）、2-氨基吡啶（7）、远志寡糖酯 A（8）、新野樱苷（9）、2″-鼠李糖基淫羊藿次苷 Ⅱ（10）、宝藿苷 Ⅰ（11）。有研究表明，万寿竹根茎中的有效成分黄酮类成分具有抗风湿作用，万寿竹根提取物具有很强的镇咳作用。

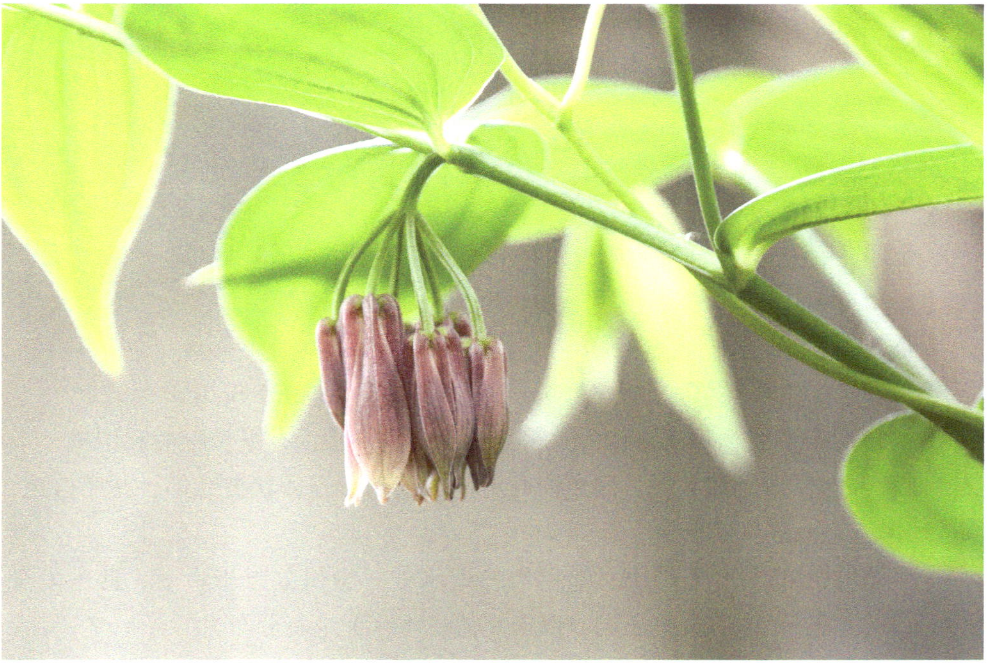

图 44-1　万寿竹花

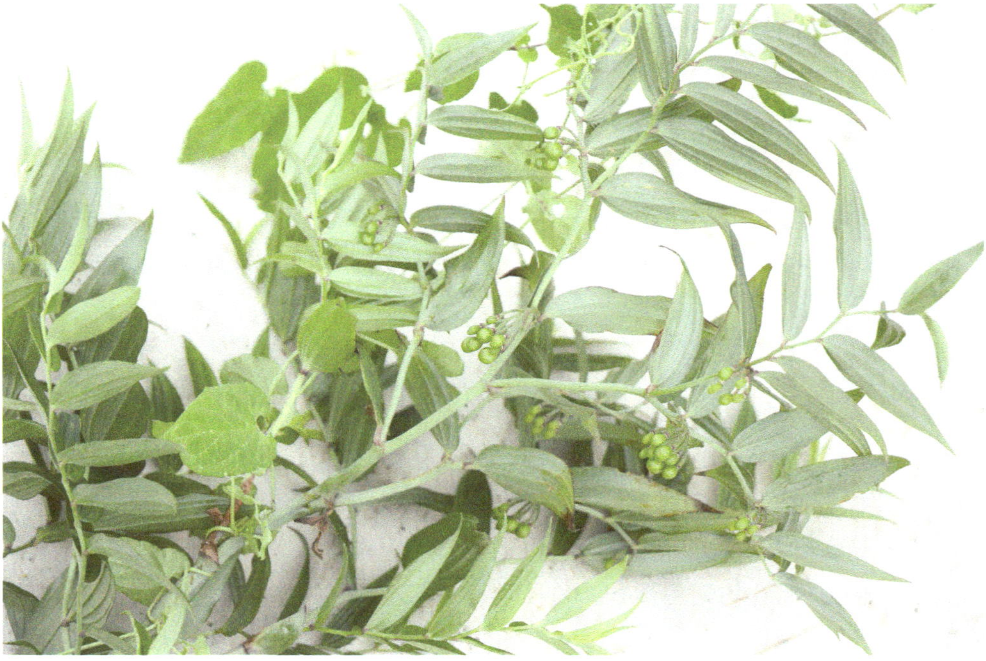

图 44-2　万寿竹果

45. 三白草

【布依族药名】那占莽浩（罗甸）；把（水城、六枝）

【俗名】假蒌

【来源】三白草科植物三白草 *Saururus chinensis*（Lour.）Baill.o

【植物形态】植物形态湿生草本高 1m 余。茎粗壮，有纵长粗棱和沟槽；下部伏地常带白色；上部直立，绿色。叶纸质，阔卵形至卵状披针形。花序白色，果近球形，表面多疣状凸起。花期 46 月。

【生境与分布】生于沟边、池塘边等近水处。贵州分布于黔南、黔东南等地；河北、河南、山东及长江流域以南其他省（区）也有分布。

【歌诀】性寒味甘三白草，清热解毒又利尿，小便不利淋沥痛，带下湿疹有特效。

【译注】三白性寒，味甘、辛，清热解毒、利尿消肿。属清热药下属分类的清热解毒药。

【入药部位】地上部分

【采集加工】全年均可采收，洗净，晒干。

【性味】味甘、辛，性寒。

【功效】利尿消肿，清热解毒。主治水肿，小便不利，淋沥涩痛，带下外治疮疡肿毒，湿疹。

【用药经验】

三白草、车前草各适量，水煎服，治水肿。

三白草洗剂：三百草 4000 g、龙胆草 3000 g、败酱草 3000 g、花椒 1000 g、3000 g 蛇床子、2000 g 防风、1000 g 冰片、2000 g 荆芥、3000 g 苦参、3000 g 黄柏、3000 g 地肤子、3000 g 百部。用水煎成 100 L 浓汁后，加入尼泊金 20 g、苯甲酸钠 100 g，混合均匀后取出 100 ml 加入到 500 ml 的凉开水中，每天冲洗阴道 1 次。

治尿路感染热淋、血淋：三白草 15 g，车前草、鸭跖草、白茅根各 30 g。

煎服。(《安徽中草药》)

治细菌性痢疾：三白草、马齿苋各 30 g。煎服。(《安徽中草药》)

治蛇咬：三白草茎叶捣烂，外敷患处。(《湖南药物志》)

治赤白带下：三白草、水芹、鸡冠花各 15 g。煎服。(《安徽中草药》)

治痈疖初起：三白草 15 g、鱼腥草 30 g。煎服。另取三白草叶加桐油适量，捣烂外敷。(《安徽中草药》)

治乳汁分泌不足：三白草 30 g，猪蹄 2 只。水煮至肉烂。喝汤食肉。(《安徽中草药》)

治高血压：三白草 15 ~ 30 g，煎服。(《安徽中草药》)

【使用注意】脾胃虚寒者忌用。

【现代研究】

化学成分：含挥发油。根、茎、叶均含可水解鞣质。叶含黄酮类化合物、槲皮素、金丝桃苷、异槲皮苷等。另含槲皮苷、三白草酮等成分。研究表明，三白草具有抗肿瘤，抗炎，抑制血管生成和肝保护等作用。木脂素类化合物是三白草中最主要的化学组成成分，也是发挥药效作用的主要成分，而黄酮类成分作为三白草中另一种主要化学成分，同样具有重要的生理活性。具有中枢抑制和抗精神病作用。三白草乙醇提取物可以降血糖。三白草洗液对大肠杆菌、铜绿假单胞菌、金黄色葡萄球菌、乙型链球菌、白念珠菌、淋球菌均有抑制作用。三白草还有抗滴虫、镇痛、止痒、利尿、清热消炎、止咳祛痰等作用。

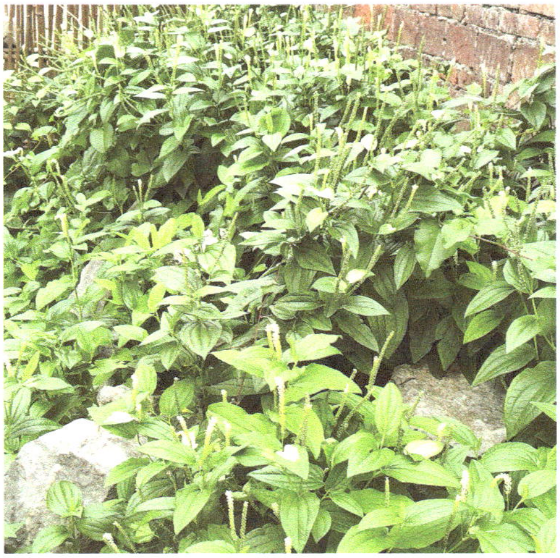

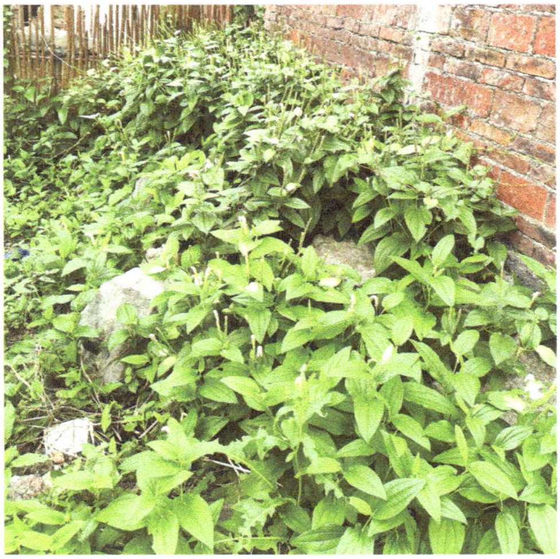

图 45-1　三白草

46. 筋骨草

【布依族药名】那莹破（罗甸）

【俗名】白毛夏枯草、散血草、金疮小草

【来源】唇形科植物金疮小草 *Ajuga decumbens* Thunb.

【植物形态】一或二年生草本。平卧或上升，具匍匐茎，被白色长柔毛或绵状长柔毛，绿色，老茎有时呈紫绿色。基生叶较多，较茎生叶长而大；叶片薄纸质，匙形或倒卵状披针形。轮伞花序多花，排列成间断穗状花序，花冠淡蓝色或淡红紫色，稀白色，筒状，挺直，基部略膨大。小坚果倒卵状三棱形，背部具网状皱纹。花期 3—7 月，果期 5—11 月。

【生境与分布】生于路旁、林边、草地、村庄附近及沟边较阴湿肥沃的土壤中。贵州分布于贵阳及正安、思南、湄潭、石阡、都匀、望谟等地；我国华东、中南及西南地区也有分布。

【歌诀】筋骨草味苦甘寒，清热解毒兼化痰，凉血散血能止咳，跌打肿痛效非凡。

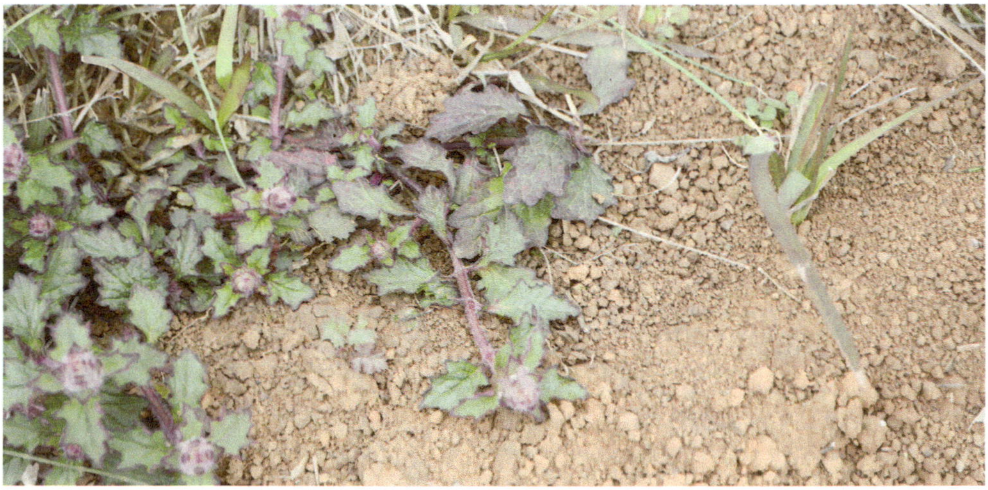

图 46-1　筋骨草

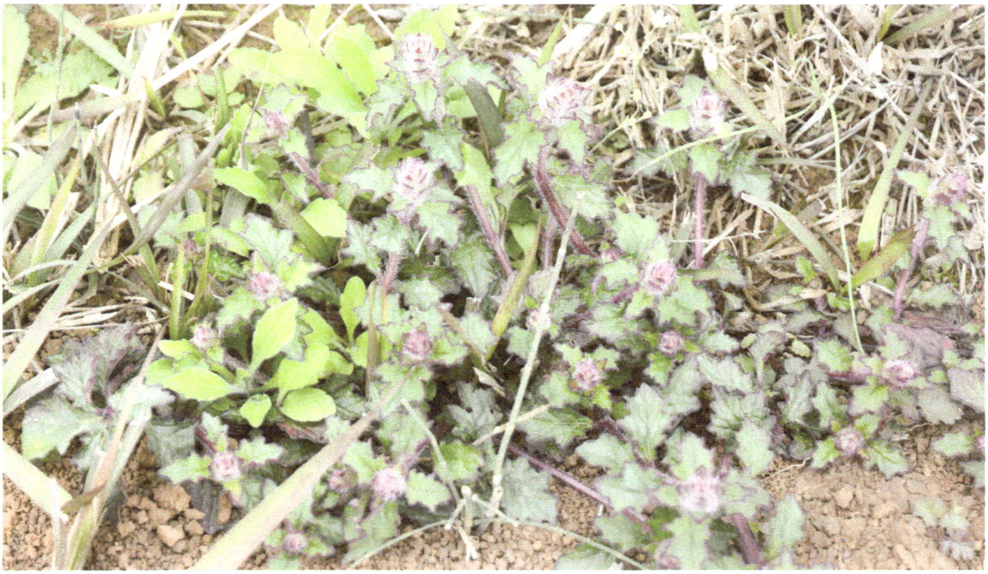

图 46-2 筋骨草

【译注】筋骨草味苦、寒。清热解毒，凉血消肿。用于咽喉肿痛，肺热咯血，跌打肿痛。民间有谚语："十张麝香虎骨膏，不如一棵筋骨草煎成汤。"比喻筋骨草治疗跌打肿痛的奇效。

【入药部位】草

【采集加工】夏季、秋季采收，洗净，鲜用或晒干。

【性味】味苦、甘，性寒。

【功效】清热解毒，化痰止咳，凉血散血。主治咽喉肿痛，肺热咳嗽，肺痈，目赤肿痛，痢疾，痈肿疔疮，毒蛇咬伤，跌扑损伤。

【用药经验】

筋骨草 10 g、岩白菜 12 g、巴茅茶 10 g、四轮草 12 g、十大功劳 9 g、山乌龟 6 g、甘草 3 g，水煎服，治肺痨咳嗽。

【使用注意】虚寒者及孕妇忌用。

【现代研究】

化学成分：含有克罗烷二萜类、黄酮类化合物、糖苷类、甾酮类等其他化合物。筋骨草含有黄酮甙、皂甙、生物碱、酚性物质、甾体化合物、有机酸、还原糖等成分，而其中黄酮甙为主要有效成分，从中分离到的木樨素（luteolin）现已能人工合成。

47. 朝天罐

【布依族药名】那细罐（罗甸）；把摸（贵定）；科把卡狼（水城、六枝）

【俗名】痢疾罐、仰天钟

【来源】野牡丹科植物假朝天罐 *Osbeckia crinita* Benth. ex C. B. Clarke.

【植物形态】灌木。茎四棱形，被疏或密且平展的刺毛。叶片坚纸质，长圆状披针形、卵状披针形至椭圆形，顶端急尖至近渐尖，全缘，具缘毛。总状花序顶生，花萼紫红色或紫黑色。蒴果卵形，宿存萼深紫色或黑紫色，坛状，顶端平截。花期 8—11 月，果期 10—12 月。

【生境与分布】生于山谷、溪边、林下等处。贵州分布于湄潭等地；浙江、福建、湖北、湖南、广西、西藏、四川、云南等省（区）也有分布。

【歌诀】朝天罐寒，清热收敛，能清能补，腹泻肠炎。

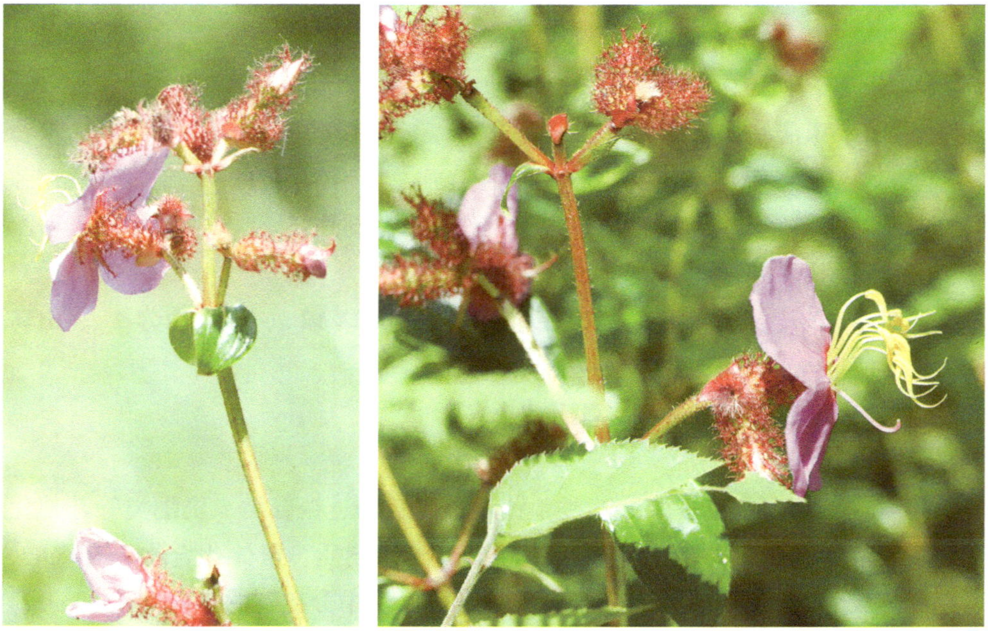

图 47-1　朝天罐花

【译注】朝天罐味苦、涩，性寒。清热，收敛止血，止泻，调经，补虚益肾。故对痢疾，腹泻，月经不调，带下，疮疡，痔疮，小便失禁，劳伤咳嗽吐血具有良好疗效。

【入药部位】根或果枝

【采集加工】冬季采挖，除去须根，洗净，干燥。

【性味】味苦、涩，性寒。

【功效】清热，收敛，止泻，调经止血，补虚益肾。主治痢疾，腹泻，月经不调，带下，疮疡，痔疮。

【用药经验】

朝天罐根 30 g、野青菜 16 g，水煎服，每天 3 次，治急性肠炎。

【使用注意】虚寒者忌用。

【现代研究】

临床：治疗细菌性痢疾、肠炎，取朝天罐干根 100 ~ 200 g，加水 500 ml，文火煎至 100 ml，分 2 次服。或取朝天罐根块晒干碾粉压片，每片 0.5 g，每次 2 g，日服 3 次。

48. 蒜盘子

【布依族药名】那胖（罗甸）

【俗名】野南瓜

【来源】大戟科植物算盘子 *Glochidion puberum*（L.）Hutch.

【植物形态】直立灌木，多分枝。小枝灰褐色；小枝、叶片下面、萼片外面、子房和果实均密被短柔毛。叶片纸质或近革质，长圆形、长卵形或倒卵状长圆形，托叶三角形。花小，雌雄同株或异株。蒴果扁球状，成熟时带红色，顶端具有环状而稍伸长的宿存花柱；种子近肾形，具条棱，珠红色。花期 4—8 月，果期 7—11 月。

【生境与分布】生于山坡或灌丛中。贵州各地均有分布；陕西、江苏、湖北、广东、广西、四川、云南等省（区）也有分布。

【歌诀】蒜盘味苦性又凉，解毒利咽咽喉爽，清热除湿止泻痢，行气活血痛可痊。

【译注】蒜盘子味苦，性凉。清热除湿，解毒利咽，行气活血。故对痢疾，泄泻，黄疸，疟疾，淋浊，带下，咽喉肿痛，牙痛，疝痛，产后腹痛等有良好疗效。

【入药部位】果实

【采集加工】秋季采摘，除去杂质，晒干。

【性味】味苦，性凉。

【功效】清热除湿，解毒利咽，行气活血。主治痢疾，泄泻，黄疸，疟疾，淋浊，带下，咽喉肿痛，牙痛，疝痛，产后腹痛。

【用药经验】

生蒜盘子 50 g，水煎服，治夜梦多。

【使用注意】过敏者及孕妇忌用。

【现代研究】

化学成分：含脂肪油、脂肪酸、棕榈酸、硬脂酸、油酸、亚油酸亚麻酸等。

临床：临床：治疗痢疾用算盘子的成熟果实晒干研成细末压制成片，每片 0.5 g，每次口服 4 g，每日 3 次。以 3 天为 1 疗程。

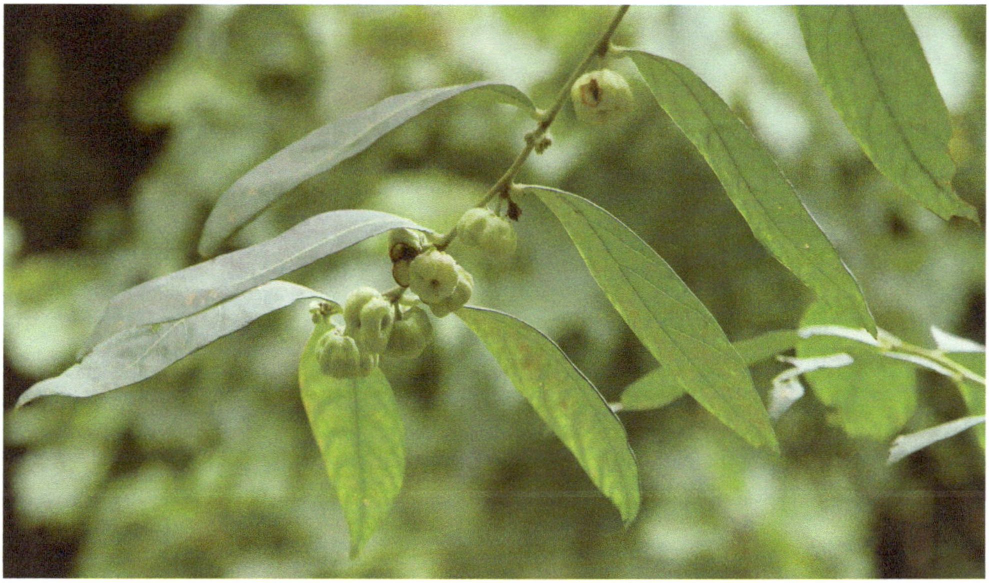

图 48-1　蒜盘子

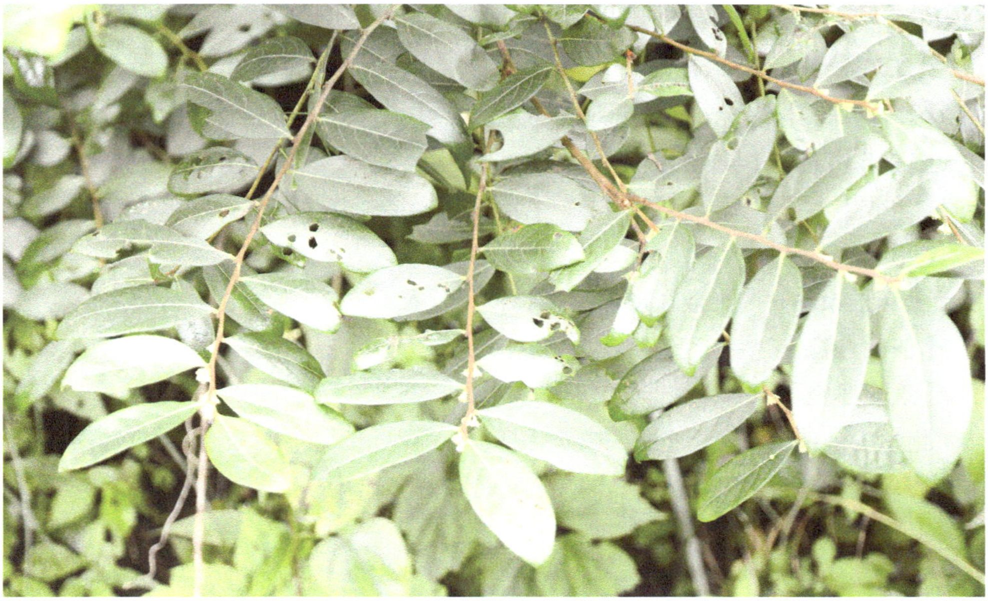

图 48-2　蒜盘子叶

49. 蓖麻

【布依族药名】勒穷（罗甸）；勒结（贵定）；勒洞（水城、六枝）

【俗名】蓖麻

【来源】大戟科植物蓖麻 *Ricinus communis* L.

【植物形态】一年生粗壮草本或草质灌木。小枝、叶和花序通常被白霜，茎多液汁。叶轮廓接近圆形，网脉明显；叶柄粗壮，中空。总状花序或圆锥花序。蒴果卵球形或近球形。种子椭圆形，斑纹淡褐色或灰白色。花期几全年或6—9月（栽培）。

【生境与分布】全国各地均有栽培。

【歌诀】蓖麻性平甘辛药，泻下通滞燥结疗，消肿拔毒疗痈疽，喉痹瘰疬均有效。

【译注】蓖麻味甘、辛，性平。泻下通滞，消肿拔毒。故对大便燥结，痈疽

肿毒，喉痹，瘰疬等有良好疗效。

【入药部位】种子

【采集加工】秋季采摘成熟果实，晒干，除去果壳，收集种子。

【性味】味甘、辛，性平。

【功效】泻下通滞，消肿拔毒。主治大便燥结，痈疽肿毒，喉痹，瘰疬。

【用药经验】

蓖麻子 50 g，捣烂敷在产妇两脚心，治胞衣不下。

【使用注意】过敏者及孕妇忌用。

【现代研究】

化学成分：含蛋白质脂肪油碳水化合物、酚性物质、蓖麻毒蛋白、蓖麻碱等。

药理：泻下作用；抗肿瘤作用；抗艾滋病毒作用；对心血管和呼吸系统的作用；免疫反应。

临床：治疗胃下垂蓖麻子仁 98%，五倍子 2%。二药按上述比例混匀打成烂糊制成直径约 1.5 cm 厚 1 cm 的“蓖倍散”药饼备用。用法是：点准百会穴剃去药饼大一块头发，把药饼紧贴百会穴上用纱布绷带扎住不使移动。贴后每日早、中、晚 3 次，以搪瓷杯盛半杯开水将杯底置于药饼上进行热烫，每次 10 分钟左右，以温热不烫痛皮肤为度。

开发：消痈散。

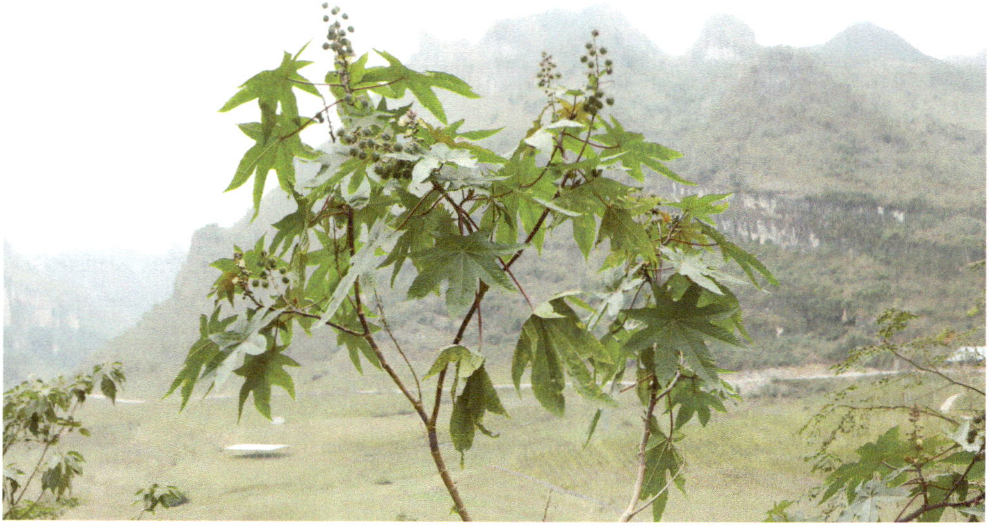

图 49-1　蓖麻

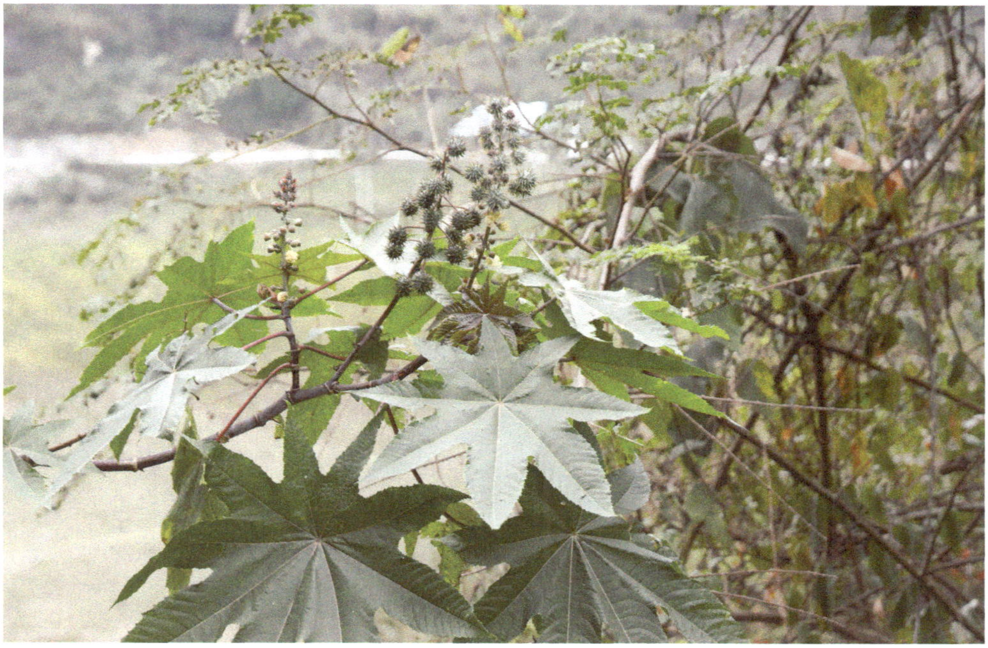

图 49-2　蓖麻

50. 酸迷草

【布依族药名】那朔介（罗甸）；雅把松（贵定）；把蜡买（水城、六枝）

【俗名】酸咪菜、酸咪咪

【来源】酢浆草科植物酢浆草 *Oxalis corniculata* L.

【植物形态】草本。全株被柔毛。根茎稍肥厚。茎直立或匍匐，多分枝。叶基生或茎上互生，小叶，无柄，倒心形，两面被柔毛或表面无毛。花单生或数朵集为伞形花序状；萼片披针形或长圆状披针形，背面和边缘被柔毛；花瓣黄色，长圆状倒卵形；雄蕊花丝白色半透明，有时被疏短柔毛。子房长圆形，被短伏毛；蒴果长圆柱形；种子长卵形，褐色或红棕色，具横向肋状网纹。花果期 2—9 月。

【生境与分布】生于田边、荒地或路旁。全省各地均有分布。

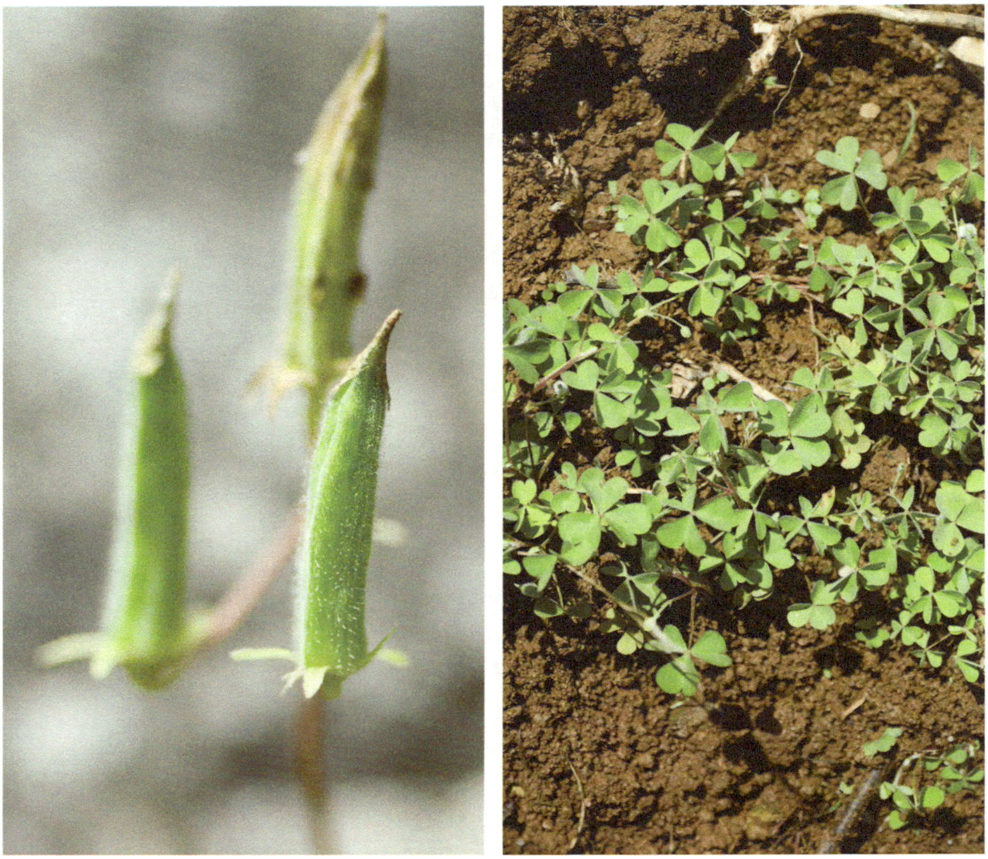

图 50-1　酸迷草

【歌诀】酸迷草寒，清热利咽，凉血消肿，散瘀疗伤。

【译注】酸迷草味酸，性寒，清热利湿，凉血消肿，解毒散瘀。故对湿热泄泻，淋病，赤白带下，咽喉肿痛，疔疮，痈肿，湿疹，麻疹，跌扑损伤，烫伤，蚊虫咬伤等有良好疗效。

【入药部位】全草

【采集加工】夏季、秋季采收，洗净。

【性味】味酸，性寒。

【功效】清热利湿，凉血消肿，解毒散瘀。主治湿热泄泻，淋病，赤白带下，咽喉肿痛，疔疮，痈肿，湿疹，麻疹，跌扑损伤，烫伤，蚊虫咬伤。

【用药经验】酸迷草、地星宿各适量，水煎服，治肝炎。

【使用注意】脾胃虚寒者慎用。

参考文献

陈德媛，1992. 苗族医药学［M］. 贵阳. 贵州民族出版社 .

张敬杰，胡成刚，杨立勇，等，2003. 布依药岩豇豆本草学研究［J］. 中国民族民间医药杂志（06）：362–364.

潘炉台，赵俊华，张景梅，等，2003. 布依族医药［M］. 贵阳：贵州民族出版社.

王锦鸿，陈仁寿，2005. 临床实用中药辞典［M］. 北京：金盾出版社.

杜江，张景梅，2007. 苗医基础［M］. 北京：中国古籍出版社.

黄椿，2009. 布依族宗教中的预防医学思想［J］. 中华文化论坛（03）：95–98.

杜江，邓永汉，杨惠杰，2010. 苗医绝技秘法传真［M］. 贵阳：贵州科技出版社.

周国炎，杨宏峰，2012. 中国布依族［M］. 银川：宁夏人民出版社.

张吉仲，刘圆，尹巧织，等，2013. 中国民族医药学概论［M］. 成都：四川科学技术出版社.

周国茂，2013. 布依族温经［M］. 贵阳：贵州民族出版社.

高学敏，白玉，王淳，2013. 药性歌括四百味白话解［M］. 北京：人民卫生出版社.

国家药典委员会，2015. 中华人民共和国药典［M］. 北京：中国医药科技出版社.

周祯祥，唐德才，2016. 中药学［M］. 北京：中国中医药出版社.

王久云，杨婷婷，2017. 中国布依族研究文献题录［M］. 武汉：华中科技大学出版社.

张敬杰，孙庆文，2017. 布依族药物彩色图谱［M］. 贵阳：贵州科技出版社.

王艳国，任凤蛟，肖侠，等，2019. 刮痧疗法疾病谱研究［J］. 天津中医药 36（12）：1175–1180.

贵州省药品监督管理局，2020. 贵州省中药材、民族药材质量标准［M］. 北京：中国医药科技出版社.

黄桂成，王拥军，2021. 中医骨伤科学［M］. 北京：中国中医药出版社.

陈竹，刘志伟，张敬杰，等，2022. 布依医爆灯火在中医儿科的临床实践与发展［J］. 贵州中医药大学学报，44（04）：38–40+54.